LA
PRATIQUE GYNÉCOLOGIQUE
ET OBSTÉTRICALE
DES HOPITAUX DE PARIS

LA
PRATIQUE GYNÉCOLOGIQUE
ET OBSTÉTRICALE
DES HOPITAUX DE PARIS

AIDE-MÉMOIRE ET FORMULAIRE

PAR

Le Professeur PAUL LEFERT

PARIS

LIBRAIRIE J.-B. BAILLIÈRE ET FILS

19, RUE HAUTEFEUILLE PRÈS DU BOULEVARD SAINT-GERMAIN

1893

Tous droits réservés

PRÉFACE

———

Il nous a paru qu'il y avait utilité à présenter la *pratique* des gynécologistes et des accoucheurs des Hôpitaux de Paris : — MM. Auvard, Bar, P. Berger, Boissard, Bouilly, Budin, Lucas Championnière, Champetier de Ribes, Charpentier, Doléris, Duplay, Félix Guyon, Ledentu, Maygrier, Pean, Pinard, Polaillon, S. Pozzi, Quenu, Ribemont, G. Richelot, Schwartz, Paul Segond, Tarnier, Félix Terrier, Terrillon, Tillaux, etc.

On trouvera traitées dans ce livre les questions, qui s'offrent chaque jour à l'observation de tout médecin et chirurgien : — *l'antisepsie gynécologique* et *obstétricale*, le *cancer de l'utérus*, la *castration*, le *curage* et le *curettage de l'utérus*, les *déformations* et les *déviations de l'utérus*, l'*éclampsie*, l'*électricité en gynécologie*, l'*endométrite*, les *fibromes utérins*, la *grossesse extra utérine*, les *hémorrhagies de la délivrance*, l'*hystérectomie*, les *injections utérines* et *vaginales*, les *kystes de l'ovaire*, la *laparotomie*, les *métrites*, les *ovaro-salpingites*, le *palper abdominal*, les *pyo-salpinx*, les *salpingites*, la *septicemie puerperale*, la *subinvolution utérine*, les *suppurations pelviennes*, la *symphyséotomie*, le *tamponnement de l'utérus et du vagin*, la *tuberculose de la trompe et de l'ovaire*, les *tumeurs de l'utérus et de ses annexes*, la *vaginité*, la *version*, etc.

Ce livre est au courant des plus récents travaux. On y trouvera même l'exposé des brillantes discussions du Congrès de gynécologie et d'obstétrique de Bruxelles (septembre 1892), où la chirurgie française à joué un rôle si important.

Cet ouvrage, dû à la collaboration de 65 médecins, chirurgiens et accoucheurs des hôpitaux de Paris, renferme plus de 400 consultations sur les cas les plus nouveaux et les plus variés.

Il permet au médecin instruit de se rappeler ce qu'il a vu alors qu'étudiant il suivait les services hospitaliers de Paris ; il permet à celui qui depuis longtemps s'est relégué dans la pratique, de se tenir au courant des nouvelles méthodes de traitement.

Le praticien est toujours certain, quelque

soit son choix, de s'appuyer sur les conseils d'un confrère dont le nom fait autorité.

Pour faciliter les recherches et pour rendre le livre par cela même plus utile, nous l'avons complété par deux tables alphabétiques :

L'une par noms d'auteurs.

L'autre par ordre de matières.

De telle sorte que l'on peut à la fois avoir l'opinion de tel ou tel professeur sur les diverses questions qui sont à l'ordre du jour et en même temps passer en revue l'opinion des divers chefs de service sur un sujet déterminé.

Nous remercions ceux de nos savants maîtres qui ont bien voulu nous donner quelques notes inédites ; elles ne pourront qu'augmenter l'intérêt de notre travail.

Paris, 15 octobre 1892.

P. L.

LA PRATIQUE
GYNÉCOLOGIQUE
ET OBSTÉTRICALE
DES HOPITAUX DE PARIS

ABCÈS DU SEIN.

Tarnier.

Traitement prophylactique. — Se conformer aux régles de l'antisopsie, pour empêcher les abcès du sein pendant la grossesse comme pendant l'allaitement.

Pendant la grossesse. — Faire des lotions savonneuses et pratiquer des soins hygiéniques bien compris.

Pendant l'allaitement. — Le traitement aura pour base des pansements du sein ; le pansement le meilleur et le plus efficace, surtout en cas de complications, est fait à l'aide de compresses imbibées d'une solution de bichlorure de mercure à 0 gr. 20 0/00.

Dès la première tétée, on étend sur les seins de la nourrice ces compresses qui doivent toujours être humides et, par conséquent, être humectées de temps en temps pendant la journée. Par dessus chaque compresse, on place, pour éviter l'évaporation, un large morceau de taffetas gommé, et le tout est maintenu par une bonne bande de tarlatane qui fait le tour du corps, se croise et revient s'attacher en avant à l'aide de deux épingles de nourrice. Ce pansement, ainsi fait, se moule bien sur le corps ; il est à la fois solide et peu gênant. Ce sont les surveillantes et les infirmières de la Clinique de la Faculté qui elles-mêmes l'ont combiné.

Chaque fois que la mère veut donner le sein, elle retire ses compresses et se lave, pour enlever l'excès de sublimé, soit avec de l'eau boriquée, soit avec une solution de chlorure de sodium. Si, de temps en temps elle oublie cette précaution, il n'y aura pas grand mal, car, avec la solution employée, l'enfant, qui absorbe le peu de liquide antiseptique restant sur le mamelon, ne risque même pas d'être incommodé.

Permettre à la femme de continuer l'allaitement avec la mamelle saine.

N'autoriser l'allaitement avec le sein malade que si l'abcès est bien guéri au moment où la lactation s'établit ; toutefois si l'abcès a été sous-aréolaire, la succion sera difficile.

Si la lactation produit de nouvelles poussées inflammatoires et si l'abcès n'est pas bien fermé, supprimer l'allaitement.

Duplay.

Traitement médical. — Au début, essayer la compression, les réfrigérants, les topiques résolutifs (onguent napolitain) ou calmants (cataplasmes antiseptiques) ; mais n'avoir en eux qu'une médiocre confiance.

Traitement chirurgical. — Inciser, dès qu'il y a de la fluctuation. Autrefois, on n'ouvrait l'abcès qu'à la dernière extrémité, on le laissait même s'ouvrir seul. On redoutait alors l'érysipèle, les complications si fréquentes des plaies ; aujourd'hui, ce qu'on doit surtout craindre, c'est de laisser, par une longue attente, les fusées purulentes traverser et détruire la glande. Des contre-ouvertures seraient alors nécessaires : ne pas les épargner, lorsque la malade vient vous trouver à la dernière limite avec des abcès ou des fistules multiples. On a beaucoup insisté sur la direction rayonnée qu'il faudrait donner aux incisions de la région mammaire ; cela n'a pas si grande importance qu'on l'a dit et la lésion d'un conduit galactophore n'est que d'un intérêt secondaire.

Ne vous attendez pas à voir de suite, après la guérison de l'abcès, la glande reprendre sa consistance normale ; elle est parfois dure comme du bois, encore pendant des semaines ; il peut même se faire une poussée aiguë, mais c'est rare ; le plus souvent, cette mammite chronique évolue lentement vers la guérison ; c'est alors que l'on retire d'une compression méthodique les plus grands avantages.

ACCOUCHEMENT PRÉMATURÉ ARTIFICIEL

Tarnier.

Après l'administration d'un grand bain, les parties génitales de la femme sont pendant 3 jours nettoyées avec des lotions et injections antiseptiques, suivies d'un pansement vulvo-vaginal à la gaze iodoformée.

Le quatrième jour, les parties génitales se trouvant dans un état aseptique, le rectum et la vessie ayant été préalablement vidés, introduire dans le col de l'utérus *le ballon dilatateur*, rendu aseptique en le conservant dans la glycérine créosotée, et le faire pénétrer de 3 centimètres au-dessus de l'orifice interne.

On y injecte alors, à l'aide d'une seringue graduée et purgée d'air, 90 à 100 grammes de solution de sublimé à 1/5000. Après l'injection ,on place une double ligature sur le tube du ballon. Il ne reste alors qu'à retirer le conducteur accompagnant le ballon et à faire un tamponnement léger du vagin avec de la gaze iodoformée.

L'extrémité libre du tube est fixée à l'aide de collodion à la paroi abdominale.

Dans la plupart des cas, les contractions utérines commencent deux ou trois heures après l'introduction du ballon, et une fois le travail commencé, il continue jusqu'à la terminaison de l'accouchement.

Quelquefois pourtant, chez les femmes à utérus torpide, après l'expulsion du ballon, le col revient sur lui-même et le travail s'arrête; dans ces cas, on a qu'à réintroduire le ballon avec les mêmes précautions ou bien on pourra se servir de *l'écarteur du col utérin*, qui est un bon auxiliaire pour terminer l'accouchement.

L'écarteur en question est un instrument qui est composé de trois branches métalliques; toutefois deux branches sont suffisantes dans la pratique courante. On introduit une de ces branches par son extrémité à ailette dans l'utérus, de façon que l'ailette vienne s'adapter au bord du col; on introduit la seconde de la même manière, on articule les deux branches et on attache, suivant le cas, une ou deux anses de caoutchouc à l'extrémité opposée des branches.

On peut laisser l'écarteur en place de 3 à 4 heures, s'il est nécessaire ; au bout de ce temps, il est bon de le retirer, quitte à recourir, s'il le faut, à une nouvelle application.

L'emploi de cet instrument a une double action ; en même temps qu'il excite l'utérus et accélère le travail, il contribue grandement à la dilatation du col.

L'écarteur utérin peut être employé après l'expulsion du ballon.

1° Quand les contractions sont faibles et espacées, pour éviter à la parturiente la prolongation de la période de dilatation ;

2° Quand l'utérus, après s'être débarrassé du ballon, cesse de se contracter ;

3° Dans tous les cas où il est indiqué d'accélérer la marche du travail.

On peut encore avoir recours d'emblée à l'emploi de l'écarteur utérin comme agent provocateur du travail ;

1° Chez les multipares à col souple largement perméable. Il est à craindre, en effet, dans ces cas, que le ballon, même très dilaté, ne soit rapidement expulsé et que l'utérus ne rentre dans le calme.

2° Dans tous les cas où il est indiqué de hâter l'accouchement dans la mesure du possible.

Enfin les *injections vaginales* chaudes, ainsi que les bains chauds, seront de bons adjuvants des moyens indiqués plus haut.

La moyenne de temps écoulé depuis la provocation jusqu'à la terminaison de l'accouchement étant de 2 jours, quelquefois plus, quelquefois moins, il est nécessaire pour que la femme accouche approximativement à la date fixée, de commencer les préparatifs antiseptiques de l'accouchement 5 ou 6 jours auparavant.

ACCOUCHEMENT PROVOQUÉ.

Tarnier.

Placer la femme dans la position obstétricale. Introduire dans le vagin deux doigts de la main gauche et appliquer l'extrémité de l'index sur l'orifice externe du col; faire glisser le *dilatateur* dans le vagin, en le tenant de la main droite, diriger son extrémité dans le col et abaisser le manche; le dilatateur pénètre facilement dans l'utérus, en passant entre les membranes et la paroi antérieure de l'utérus, il dépassera l'orifice interne de 3 centimètres.

Maintenir l'instrument en place, faire une injection avec de l'eau tiède. Introduire 50 gr. de liquide, en allant très lentement, mais avec un peu de force, au début.

L'injection faite, fermer le robinet et retirer le conducteur.

Permettre aux femmes de se lever et de se livrer, dans leur chambre, à leurs occupations habituelles.

Les douleurs apparaissent, au bout de trois ou quatre heures. Le col s'efface et l'instrument tombe dans le vagin.

Si le travail s'arrête, réintroduire le dilatateur en lui donnant un volume plus considérable.

Pinard.

En cas d'angustie pelvienne, pour savoir s'il y a lieu de provoquer l'accouchement et à quel moment on doit le faire, il faut se rendre compte:

1º Si la tête, bien appliquée au niveau de l'aire du détroit supérieur, déborde ou ne déborde pas (palper mensurateur);

2º si le diamètre promonto-sous-pubien mesure au moins 9 centimètres ;

3º si la grossesse a au moins 7 mois.

Hormis ces conditions, on a peu de chance d'obtenir un enfant vivant ou viable.

Comme procédés, donner la préférence, chez la multipare, au ballon de Champetier, chez la nullipare à l'emploi successif du ballon de Tarnier et du ballon de Champetier de Ribes.

Le ballon de Champetier ne peut provoquer d'hémorrhagies et même les arrête. Il prévient l'écoulement complet du liquide amniotique, quand les membranes viennent à se rompre sous son action.

Il déplace, il est vrai, le pôle foetal, mais cet inconvénient exige simplement une surveillance plus active. Il peut arriver que l'on ait à modifier la réplétion du ballon pour son action. Il faut faire en sorte que l'expulsion de l'enfant soit aussi rapide que possible et toujours s'efforcer d'obtenir la présentation du sommet.

Après l'expulsion du ballon de Champetier, si l'enfant se présente par le sommet, appliquer le forceps ; au bout d'une demi heure, si la tête ne progresse pas, si l'enfant se présente par le siège, ou l'épaule, procéder de suite à l'extraction.

Statistique de 100 cas personnels, donnant une mortalité de 1/100 pour la mère et 33 % pour l'enfant (enfants morts pendant le travail, 17 ; avant la sortie du service, 16).

ACHONDROPLASIE.

Porak.

1º L'achondroplasie voue le plus souvent le foetus à la mort. Au moment de l'accouchement, des causes de dystocie, comme la procidence de cordon, les présentations vicieuses, aggravent le pronostic. Les troubles de nutrition profonds, dont l'hydrocéphalie et l'hydramnios sont des manifestations indéniables, expliquent la fréquence de l'accouchement prématuré. Le nouveau-né peut donc présenter une débilité congénitale, préjudiciable à son développement et à la vie extra-utérine.

2° L'achondroplasie présente des degrés divers. Peu marquée, elle est compatible avec la vie extra-utérine.

3° L'achondroplasie chez l'adulte se caractérise par l'exiguïté de la taille, qui dépasse rarement 1 mètre 20 centimètres ; par le volume normal du tronc ; par l'aspect spécial de la tête, dont les diamètres de la voûte sont relativement plus grands ; par la petitesse souvent très marquée et par les anomalies des membres ; par l'intégrité de leur puissance musculaire ; par l'ensellure lombaire, et par le rétrécissement extrême du bassin ; ce sont enfin des obèses.

4° L'achondroplasie a été rangée à tort dans le nanisme. Celui-ci comprend les individus de petite taille avec harmonie dans les proportions de leur corps constituant une anomalie ethnique. Il faut donc séparer du nanisme les individus qui sont petits par le fait de leurs conditions de race, les achondroplasiques, les contrefaits par courbure et par atrophie totale ou partielle des membres, enfin par micromélie.

ALBUMINURIE DANS LA GROSSESSE.

Tarnier.

1ᵉʳ jour. Lait,   1 litre.
          Aliments,   2 portions

2ᵉ jour.   Lait,   2 litres.
            Aliments,   1 portion
3ᵉ jour.   Lait,   3 litres.
            Aliments, 1/2 portion
4ᵉ jour.   Lait à discrétion, sans aucune autre aliment.

Charpentier.

Diminuer, combattre, supprimer la tendance aux congestions et aux congestions rénales en particulier, rendre au sang sa constitution normale, voilà les deux grandes indications.

Emissions sanguines, purgatifs, révulsifs, diurétiques.

Régime tonique, régime lacté.

Ne provoquer l'accouchement que dans les cas exceptionnels.

Pinard.

Quand chez une femme enceinte, primipare ou multipare, on a constaté une albuminurie grave (anasarque, troubles persistants de la vue, épistaxis, urémie gastro-intestinale, etc) et que sous l'influence du régime lacté absolu, continué 8 jours au moins, l'albuminurie ne diminue pas ou fait des progrès, alors que les autres symptômes s'aggravent, on doit, dans l'intérêt de la mère et de l'enfant, interrompre le cours de la grossesse.

Assurément si l'on intervient à une époque de la grossesse où l'enfant n'est pas viable, celui-ci succombe ; mais ce n'est pas le seul cas où l'enfant doit être sacrifié au salut de la mère. Heureusement ces cas sont très rares et si, par l'accouchement prématuré, on est exposé à sacrifier quelques enfants, il faut reconnaître que souvent on pourra les sauver d'une mort presque certaine dont les menacent les hémorrhagies à répétitions produites dans le placenta. Quelques cotylédons devenus impropres à la respiration placentaire ne tuent pas le fœtus, ils ne font qu'entraver plus ou moins son développement. Si l'on intervient alors que l'hématose placentaire est encore suffisante, on aura chance d'obtenir l'expulsion d'un enfant vivant.

Ne jamais employer en injection vaginale, chez les albuminiques, ni le biiodure de mercure, ni le bichlorure de mercure, ni l'acide phénique.

ALLAITEMENT.

Tarnier.

Un enfant doit prendre :

	par tétée	en 24 heures
1er jour (au maximum)	3 gr.	30 gr.
2e »	15 »	150 »
3e »	40 »	400 »
4e et 5e jour	55 »	550 »
Jusqu'à 1 mois	60 »	600 »
2e et 3e mois	70 »	700 »
4e et 5e mois	100 »	700 à 800 gr.
6e mois	120 »	800 gr.
7e mois et au delà	150 »	900 »

Budin.

Au bout de deux jours, mettre l'enfant au sein, à intervalles réguliers, c'est-à-dire tous les deux heures le jour, une fois ou deux la nuit.

Surveiller l'alimentation pendant la première semaine. Souvent les parents se félicitent de la tranquillité du nouveau-né, qui ne crie pas et qui dort sans cesse. Se méfier de ces enfants dormeurs, de ces enfants sages ; le plus souvent, ils ne s'alimentent pas, ils n'urinent pas ou presque pas ; si l'on vient à les peser, on constate qu'ils diminuent tous les jours ; si l'on, n'y prend garde, l'affaiblissement s'accentue et la mort peut survenir.

L'enfant doit donc augmenter de poids. Pendant les deux premiers mois, son accroissement est de 25 à 30 grammes par jour, en moyenne. Il est de 20 à 25 grammes, pendant le troisième et quatrième mois ; de 15 à 20 grammes, au cinquième et au sixième mois ; de 10 à 15 grammes, à 7 et 8 mois ; pendant les quatre derniers mois de la première année, de 5 à 10 grammes seulement. L'augmentation de poids est d'autant plus marquée qu'on se rapproche davantage de la naissance.

Au bout du premier mois, l'enfant a gagné 800 à 900 grammes environ : au bout de la première année, il pèse de 8 à 9 kilogrammes.

Il faut par conséquent peser les enfants, sinon tous les jours, au moins toutes les semaines ; plus tard, les pesées pourront être espacées davantage.

ALLAITEMENT ARTIFICIEL.

Tarnier.

Donner le lait de vache coupé avec de l'eau additionnée de sucre dans la proportion suivante :

Sucre..........	50 grammes
Eau.............	100 grammes

Au début, mettre :

Eau sucrée.........	3 parties
Lait...............	1 partie

puis de moins en moins d'eau jusqu'à six mois ; à cette époque, donner le lait de vache pur.

AMÉNORRHÉE.

Constantin Paul.

Si l'aménorrhée résulte d'un défaut de *sécrétion*, si, par suite d'inflammation utérine, la fluxion cataméniale est trop intense, saignée générale ou locale, au moyen de sangsues sur le col utérin ou à la face interne des cuisses.

S'il y a une métrite irritable, cataplasmes, bains, injections vaginales chaudes, narcotiques, antispasmodiques :

> Permanganate de potasse,   15 centigr.

En pilules, sans sucre, ni substance végétale.

Si la fluxion est incomplète, la provoquer par bains de pieds sinapisés, fumigations vaginales aromatiques, infusions de rue ou de safran.

Si l'aménorrhée résulte d'un défaut d'*excrétion* et tient à l'inertie utérine, douches froides sur le bassin et les jambes ; 8 jours avant la fluxion, électriser l'utérus (un rhéophore sur le col, l'autre au-dessous de l'ombilic) ; frictions générales.

S'il y a un rétrécissement du col, dilater cet orifice, avec laminaire, dilatation brusque, débridement.

S'il y a une déviation utérine, la traiter.

J. Cheron.

Scarification du col utérin.

Si la maladie ne cède pas, application de sangsues sur le col.

Après la scarification ou l'application de sangsues, laver le col avec :

> Resorcine...................   3 gr.
> Eau distillée..............   125 gr.

ANTÉVERSION DE L'UTÉRUS DANS LA GROSSESSE

Tarnier.

AVANT L'ACCOUCHEMENT. — Faire porter une ceinture.

PENDANT L'ACCOUCHEMENT. — Laisser la femme dans la situation horizontale ; maintenir la ceinture appliquée pour que les contractions s'exercent dans l'axe du détroit supérieur.

ANTISEPSIE GYNECOLOGIQUE.

Duplay.

Avant tout examen important et avant toute opération il faut rendre aseptiques la vulve, le vagin et l'utérus.

ANTISEPSIE DU VAGIN ET DE LA VULVE. — Pendant cinq à six jours avant l'intervention, faire prendre à la malade, deux fois par jour, une injection avec la solution de sublimé à 1/2000.

Deux jours avant le moment fixé par l'exploration ou pour l'opération, faire un lavage avec la solution de sublimé à 1/2000, en ayant le soin d'exercer avec les doigts introduits dans le vagin des frictions assez énergiques. Dans le cas où il existe des sécrétions abondantes, pour assurer la désinfection complète des parties les plus reculées du conduit vaginal, appliquer un spéculum et badigeonner les culs-de-sacs vaginaux avec un pinceau trempé dans une solution de sublimé à 1/1000 ; administrer une dernière douche avec la solution, puis procéder au *tamponnement* du vagin, soit avec de la ouate iodoformée, soit avec de la gaze iodoformée, sans toutefois serrer les tampons aussi fortement que lorsqu'il s'agit de combattre une hémorrhagie.

Lorsque le vagin est rempli jusqu'au niveau de l'orifice vulvaire, enlever le spéculum et appliquer sur la vulve une compresse de gaze, pliée en plusieurs doubles et trempée dans la solution de sublimé au millième, la maintenir avec un bandage en T.

Renouveler ce tamponnement le lendemain, et n'enlever ce second tamponnement qu'au moment où le chirurgien va intervenir. A ce moment, les tampons étant retirés, pratiquer un grand lavage du vagin avec la solution du sublimé au millième.

Dans nombre de cas, il sera utile de raser le pubis et les grandes lèvres ; laver ensuite les parties avec du savon, puis avec une solution de sublimé au millième.

Lorsqu'on a suivi les pratiques indiquées, on peut considérer la vulve et le vagin comme aseptiques.

ANTISEPSIE DE L'UTÉRUS. — Pour désinfecter la cavité utérine, dilater préalablement le canal cervico-utérin ; l'asepsie complète de cette cavité n'est obtenue qu'après une dilatation très large, en employant de préférence des corps dilatants, qui, par leur mode de préparation, agissent eux-mêmes comme agents antiseptiques sur la cavité utérine. C'est à cela que l'on doit attribuer l'innocuité de ce mode de dilatation.

Une fois le col largement ouvert, laver la cavité utérine en se servant d'une grosse sonde ordinaire ou mieux d'une sonde à double courant en caoutchouc durci, qu'on aura désinfectée. Pratiquer des injections avec la solution de sublimé à 1/2000.

Puis, si l'on veut conserver l'utérus dilaté, pratiquer un pansement intra-utérin, selon le procédé de Vulliet, c'est-à-dire en bourrant la cavité de la matrice et du col avec des tampons d'ouate ou de gaze iodoformée.

Si on ne tient pas à maintenir la dilatation, il suffira, le lavage antiseptique terminé, d'appliquer un tampon iodoformé sur le col.

Dans l'un ou l'autre cas, terminer par le tamponnement antiseptique du vagin.

La désinfection de la cavité utérine peut, à la rigueur, se faire sans dilatation préalable du col, en injectant dans son intérieur une solution de sublimé au 1/2000, mais on ne peut être sûr de l'asepsie, comme lorsque le col est largement dilaté. De plus, en l'absence d'une dilatation préalable du col, on pourrait craindre qu'une partie du liquide injecté ne fût retenue dans la cavité de la matrice, et qu'il n'en résultât des accidents, par suite de l'absorption du sublimé. Dans ces conditions, faire suivre l'injection intra-utérine de sublimé par un lavage avec l'eau bouillie ou filtrée, additionnée de 6/1000 de sel marin.

Bouilly.

Prescrire des injections de Van Swieten et des cautérisations avec une solution de nitrate d'argent à 1/30.

Terrillon.

Tannin, en solution ou en pommade.

Schwartz

Eau saturée d'acide borique.

S. Pozzi.

Solutions d'ichtyol de 5 à 7 pour 100.

Lucas Championnière.

Poudre antiseptique :

Iodoforme.
Poudre de Benjoin.
Poudre de quinquina.
Carbonate de magnésie, saturé d'essence d'eucalyptus.

De chaque, parties égales en poids.

Dujardin-Beaumetz.

Prescrire une solution de chloral à 10 pour 100 ou une solution de permanganate de potasse à 0^{gr}, 15 pour 800 d'eau, ou une solution hydro-alcoolique d'iode iodurée à 5 pour 100.

Huchard.

Injections à l'acide salycilique et au borax à 20 pour 100 de chaque.

ANTISEPSIE OBSTÉTRICALE.

Tarnier.

Se servir des antiseptiques suivants :
Le sublimé, à la dose de 20 centigrammes pour 1000;
Le sulfate de cuivre, à la dose de 5 grammes pour 1000;
Le permanganate de potasse, à la dose de 50 centigrammes pour 1000.
Enfin, la microcidine à la dose de 4 grammes pour 1000. Cette dernière est un composé de naph-

tol 6 et de soude. Il est très soluble dans l'eau, pas toxique, et cependant très efficace. Après le sublimé, c'est le plus énergique des antiseptiques connus.

Tous ces antiseptiques ne sont pas employés au hasard ; chacun d'eux à son indication.

Le sublimé est le plus puissant, mais le plus toxique et doit être réservé pour le lavage des mains et la toilette des femmes. Toutes les femmes ont, dès leur entrée dans le service de la Maternité, une lotion des organes génitaux au sublimé.

Pendant et après l'accouchement, on s'est servi d'injections vaginales au sulfate de cuivre.

Sulfate de cuivre................	5 gammes
Eau distillée....................	1000 —

Faites dissoudre.

Cette solution, est suffisamment antiseptique. Elle n'est point douloureuse pour les accouchées, et n'attaque point la peau des mains des infirmières ou des gardes malades. L'inconvénient de cet antiseptique est de produire une sorte de tannage des parois du vagin, qui deviennent dures, ce qui rend certaines manœuvres difficiles.

Donc, remplacer le sulfate de cuivre par la microcidine en solution. Des salles de la Maternité dans lesquelles, pendant les six premiers mois de l'année, on avait employé le sulfate de cuivre avaient eu une morbidité de 29 0/0 ; dans ces mêmes salles, pendant le second semestre, on a eu recours à la microcidine, et la morbidité est tombée à 16 0/0.

Le permanganate de potasse rend d'excellents services comme antiseptique et doit toujours être

substitué au sublimé, lorsque la femme est albuminurique.

L'acide phénique ne sert que par exception, son
emploi est très utile dans les cas de rétention du
placenta, qu'il s'agisse d'un avortement ou d'un
accouchement. Le séjour de l'acide phénique dans
la cavité utérine offre beaucoup moins de dangers
que le sublimé, et le titre de la solution est assez
faible pour qu'on n'ait nullement à craindre une
intoxication. Or, la conservation d'un agent antiseptique dans l'utérus, en cas de rétention placentaire, est absolument nécessaire pour tuer le
vibrion septique qui se développe dans ces circonstances. Ici l'acide phénique est tout indiqué.

Les résultats obtenus en obstétrique par l'adoption des méthodes antiseptiques sont merveilleuses.
Il y a huit ans, sur 1.340 accouchées, il en mour-
rait 33, soit une mortalité de 2,50 0/0. La mortalité
est aujourd'hui de 1,04 0/0.

Budin

ANTISEPTIQUES EMPLOYÉS PAR LES SAGES-FEMMES.
— Les sages-femmes ne devront recourir qu'à un
seul antiseptique, dont la dose sera toujours la
même.

Pour éviter les méprises, on colorera en bleu,
avec le carmin d'indigo, employé à l'état de solution à 5 grammes pour 100 : une goutte suffirait
pour colorer chaque dose antiseptique. La formule,
dès lors, serait la suivante :

Sublimé corrosif...............	25 centigr.
Acide tartrique................	1 gramme.
Solution alcoolique de carmin	
d'indigo à 5 p. 100...........	1 goutte.

Faire sécher et mettre en paquet..

Sur chaque paquet, qui, conformément à la loi, portera une étiquette rouge, seront écrits ou imprimés ces mots :

Sublimé 25 centigrammes.
Pour un litre d'eau.

POISON.

En outre, comme il est nécessaire que les sages-femmes aient à leur disposition une substance antiseptique pour enduire les mains et les instruments, les pharmaciens pourront également leur donner des doses de 30 grammes de vaseline au sublimé à 1 p. 1000.

Ces paquets et cette vaseline au sublimé constituent donc les seules substances antiseptiques que les sages-femmes sont autorisées à prescrire ; les dangers d'intoxication sont ainsi tellement réduits qu'on peut les considérer comme à peu près nuls. Du reste, on parle souvent de ces dangers du bichlorure de mercure et on oublie trop ceux de la septicémie. On peut compter les cas d'empoisonnement attribués au sublimé; en obstérique, au contraire, le nombre des existences qui ont été conservées grâce à cet antiseptique est incalculable.

Pinard.

nº 1 Bichlorure de mercure......	0 gr. 50	
Alcool....................	50	
Eau chaude...............	2 litres	
nº 2 Naphtol β................	0 gr. 50	
Eau chaude...............	2 litres	
nº 3 Acide phénique...........	20 gr.	
Essence de thym..........	XX gouttes	
Alcool...................	40 gr.	
Eau chaude...............	2 litres	

Charpentier.

Sulfate de cuivre...........	10 gr.
Eau distillée...............	1000 gr.

Porak

Prescrire en irrigation la solution d'iodure mercurique :

Biiodure de mercure......	0 gr. 20
Iodure dé potassium.....	15
Eau	250

C'est le meilleur antiseptique en gynécologie.

Auvard.

Le role des microbes dans la pathologie obstétricale et gynécologique est considérable.

La septicémie puerpérale est en effet, avec l'éclampsie, la complication la plus redoutable de l'accouchement ; or, la septicémie est toujours d'origine microbienne et l'éclampsie a peut-être une origine analogue dans un certain nombre de cas.

En gynécologie, l'inflammation de la surface génitale, de la vulve au péritoine (vulvite, vaginite, endométrite, salpingo-ovarite, pelvi-péritonite,) reconnaît trois causes principales.

Le microbe blennorrhagique ;

Le microbe puerpéral.

Le microbe accidentel, c'est-à-dire le microbe que le gynécologue inocule accidentellement à la surface génitale, à la suite d'une exploration ou d'une intervention ou l'asepsie n'a pas été suffisante.

Le premier dépend du coït, le second de l'accouche:nent, le troisième d'une imprudence ou négligence médicale.

Ces microbes peuvent être éloignés ou détruits dans la majorité des cas, grâce à l'antisepsie.

L'antisepsie préventive, soigneusement faite, empêche en effet l'apparition de la septicémie puerpérale et, curative, elle conjure la plupart du temps les accidents qui ne tarderaient pas à survenir en cas d'absence.

De même qu'elle combat victorieusement le microbe puerpéral, l'antisepsie éloigne sûrement le microbe accidentel; seul, le microbe blennorrhagique, (Sauf rares exceptions) est soustrait à l'action préventive du médecin, qui doit se borner, contre lui, à un traitement curatif.

L'antisepsie consiste :

a. A empêcher l'accès des microbes jusqu'à l'organisme féminin.

C'est l'antisepsie indirecte ou encore l'asepsie.

b. A les éloigner; quand ils sont au contact du revêtement cutané ou muqueux.

Les lavages génitaux, pratiqués avant l'accouchement et avant toute opération ou exploration gynécologique, n'ont pas d'autre but.

c. A les détruire, lorsqu'ils ont pénétré dans l'organisme même.

Résultat auquel on arrive localement, c'est à dire au niveau du point de pénétration des microbes par des lavages et des antiphlogistiques et, à l'intérieur, par des fortifiants (alcool, etc.) et des antithermiques, (sulfate de quinine; antipyrine, etc.)

Ne pas oublier que la propreté est la base de l'antisepsie ; le progrès et la perfection de cette bienfaisante méthode consistent moins dans la découverte d'agents microbicides nouveaux ou l'amélioration de ceux qui existent que dans l'assujettissement, sans défaillance, à une propreté excessive.

Les précautions antiseptiques prises actuellement par la plupart des accoucheurs sont insuffisantes, et voici celles qu'il est indispensable de prendre.

Il faut tout d'abord faire prendre à la femme un grand bain savonneux ; puis, la plaçant en travers du lit, l'accoucheur lui-même, ou tout au moins une garde expérimentée, doit procéder à la toilette de la vulve. On frottera avec un savon ordinaire ou, mieux, antiseptique, grandes et petites lèvres, vestibule, mont de Vénus, anus, plis génito-cruraux, périnée, pendant qu'un aide fait couler un jet continu et modéré de liquide antiseptique sur la région frottée, enfin, un courant abondant de liquide.

On passe alors au vagin. Si l'on veut que la toilette soit complète, il faut remplir deux conditions : *frotter* et *irriguer*. Or en donnant l'injection comme on le fait d'ordinaire, la seconde condition seule est remplie. Pour obtenir le résultat désiré, se servir d'un doigtier irrigateur et de la liqueur de Van Swieten, tout au moins pendant le travail. L'index muni du doigtier parcourt tout la surface vaginale, pénètre dans le col utérin en frottant, pendant qu'un flot de liquide arrose la surface frottée. On obtient de la sorte une asepsie absolue. Cette toilette doit être faite au moins une fois pendant le travail.

Si, pendant les suites des couches, il devient nécessaire de nettoyer la cavité utérine, comment faut-il s'y prendre ? Ici encore il faut frotter et irriguer. Les injections, telles qu'on les pratique actuellement, étant insignifiantes, se servir de la curette irrigatrice. Pour ce faire, abaisser l'utérus au moyen d'une pince à griffes, puis faire péné-pénétrer la curette irrigatrice, guidée par l'index, et racler la surface utérine de haut en bas, soit avec le côté émoussé, soit avec le côté tranchant de l'instrument.

La toilette terminée, laisser l'utérus reprendre sa place.

APPENDICULITE CHEZ LA FEMME.

Richelot.

L'intervention chirurgicale doit être hardie et précoce. Le pronostic de la maladie livrée à elle-même est d'une extrême gravité ; plus l'on se hâte, plus l'opération se rapproche par sa bénignité relative des opérations pratiquées sur les annexes.

AVORTEMENT.

Pinard.

Pratiquer plusieurs fois dans les 24 heures des injections intra utérines avec bichlorure de mercure à 1/2000 ou solution phéniquée à 2/100,

En cas d'expulsion en bloc du fœtus et du placenta, pratiquer des injections vaginales chaudes à 45° au biiodure de mercure à 1 pour 4000 et appliquer un pansement antiseptique. La température de la malade doit être prise, matin et soir, car l'état général doit être surveillé très exactement. Cela peut durer sans inconvénient pendant plusieurs semaines.

P. Bar.

Dans le cas d'un avortement des huit premières semaines, lutter contre l'hémorrhagie.

Prend-elle des proportions inquiétantes ? Deux moyens : 1º les injections d'eau chaude ; 2º le tamponnement vaginal.

Les injections avec une solution boriquée de 1 sur 100 à 4 sur 100, à la température de 43 à 44 degrés.

Pratiquer le tamponnement avec des bourdonnets de ouate hydrophile, imbibés d'une solution de sublimé à 1/2000 ou 1/3000. Enlever le tampon au bout de douze heures, sauf à le replacer ensuite, et faire une injection vaginale chaude.

Si l'œuf n'a pas été expulsé, qu'il survienne un écoulement lochial fétide et de la fièvre, recourir aux injections intra-utérines.

S'il existe seulement des *lochies fétides*, faire, toutes les heures, une injection intra-utérine avec 1 litre d'une solution de sublimé à 1/4000.

Pratiquer une injection toutes les deux heures, s'il existe de la fièvre. Se servir de solutions faibles, et faire passer une quantité de liquide plus abondante dans l'utérus.

Enfin, si les accidents sont graves et que l'on constate des phénomènes de résorption, faire des injections intra-utérines prolongées, d'abord avec de l'eau tiède stérilisée, puis avec une solution de sublimé au 1/2000 ou 1/4000.

AVORTEMENT GEMELLAIRE.

Budin.

Quand l'avortement vient d'avoir lieu, que le col

n'est pas revenu sur lui-même, il est facile en général de faire la délivrance artificielle.

Mais si l'accident s'est produit depuis quelque temps, si le col est refermé, l'intervention devient plus difficile. Voici comment il faut procéder :

1°. — Donner du chloroforme à la malade, de manière à amener une anesthésie profonde. On y trouve deux avantages : d'abord, on met ainsi la paroi abdominale dans un relâchement complet, ce qui permet à la main libre de l'opérateur, de sentir l'utérus en déprimant la région hypogastrique et de le refouler en bas pour le rendre plus accessible ; les pinces et autres moyens destinés à l'abaisser semblent alors inutiles. L'accoucheur ayant ainsi l'utérus dans la main pourra se rendre compte de ce qu'il fait. D'autre part, l'anesthésie rend le col plus facilement dilatable.

2° — Faire l'antisepsie rigoureuse et de la malade et de l'opérateur, faire avec soin la toilette des organes génitaux externes de la patiente, et nettoyer les organes internes au moyen d'injections antiseptiques.

3° — Ces précautions prises, procéder à la dilatation du col. Souvent les doigts suffisent à le dilater ; introduire un doigt, puis deux ; si les doigts étaient insuffisants, recourir aux tiges dilatatrices.

4° — La dilatation étant suffisamment large, procéder au nettoyage de la cavité utérine : pendant que la main libre de l'opérateur appuie à travers la paroi abdominale sur le fond de l'utérus et le rend plus accessible, introduire un ou deux doigts dans la cavité utérine, décoller le placenta et l'amener au dehors.

Assez souvent, on rencontrera de la résistance due à des adhérences du tissu placentaire. Quelquefois, on est obligé de pétrir entre ses doigts les portions adhérentes et on ne parvient pas toujours à les enlever. Le plus souvent cependant on y réussit.

Lorsque le placenta est complètement détaché, on l'entraîne au dehors avec les doigts. On fait alors avec la sonde en forme de fer à cheval, d'abord une injection d'eau bouillie, puis une autre injection avec une solution antiseptique, le sublimé à 1 pour 4 ou 5000.

5e — Si le tissu placentaire est uni à la paroi utérine par des adhérences qu'il est impossible de rompre avec les doigts, employer la curette; mais il ne faut pas qu'elle soit entre les mains de l'accoucheur un instrument aveugle.

Dirigée par l'index, avec lequel elle reste en contact, elle est portée sur les petites masses adhérentes. Parfois ces parties adhèrent si intimement à la paroi utérine qu'on sent l'instrument sursauter, passer par dessus sans pouvoir les enlever. Cependant, avec de la patience, et beaucoup de prudence, on finit par réussir.

6o — Après avoir fait le curettage, on s'assurera qu'il ne reste plus rien dans l'utérus. On lavera alors la cavité utérine avec de l'eau bouillie d'abord, puis on fera une injection de deux litres de sublimé à 1 pour 4.000.

7e — Certains opérateurs, après le curettage, font le tamponnement de l'utérus et du vagin avec de la gaze iodoformée. Cette gaze forme une sorte de drain qui va de l'utérus au vagin; mais elle peut aussi permettre le drainage en sens inverse, du vagin dans l'utérus. Si l'antisepsie a été bien faite, ce tamponnement est en général inutile. Il suffit de placer sur la vulve un tampon de ouate antiseptique.

Il est une chose dont l'accoucheur doit être prévenu. Après le curettage, dans les heures qui suivent l'opération, la malade est généralement prise
d'un frisson violent, qu'on a vu durer plus d'une
heure ; la température monte à 39, 40° et plus. Mais
ces phénomènes cessent bientôt ; le soir même ou
le lendemain, l'état de la malade est redevenu normal. Le frisson et l'élévation de température ne
se produisent ordinairement pas, quand on opère
avec les doigts seuls.

AVORTEMENT MULTIPLE.

Maygrier.

En présence d'une menace d'avortement, que la
multiplicité des fœtus soit ou non soupçonnée, si
l'enfant est vivant, s'efforcer d'arrêter le travail.

Si l'avortement est inévitable, instituer encore le
traitement prophylactique après la sortie d'un premier fœtus, au cas où le second œuf ne serait pas
rompu et que le fœtus donnerait des signes de vie.

Quant à l'expulsion des fœtus eux-mêmes, l'abandonner à la nature : seule une hémorrhagie grave
nécessiterait l'extraction manuelle des jumeaux.

Le traitement de la délivrance est le plus important. L'expectation antiseptique, qui doit être
la règle dans le traitement de la délivrance après
l'avortement simple, du troisième au quatrième
mois, doit ici faire place à une intervention plus
active. Etant donné le volume du placenta, on se
trouve en définitive dans une situation analogue à
à celle d'un avortement simple qui aurait lieu à
cinq ou six mois de grossesse ou même d'un accouchement prématuré ; or, dans ces cas, l'hésitation
n'est pas permise, l'intervention doit être la règle. —

Si l'avortement vient de se faire, si le col est largemement perméable et très dilatable, la délivrance spontanée étant encore possible, on est en droit de l'attendre pendant un temps variant avec la conservation de la perméabilité du col. Mais dès que cette perméabilité aura tendance à disparaître, ou bien si, l'accouchement venant de se faire, le col est primitivemeut trop étroit pour qu'on puisse pénétrer avec les doigts dans la cavité utérine, ou encore si la rétention existe déjà depuis un certain temps, alors, après dilatation préalable de l'orifice cervical, il faut pratiquer l'extraction artificielle du délivre.

Au cinquième et au sixième mois, on se comportera comme pour un accouchement véritable. Les indications de la délivrance artificielle sont ici absolument les mêmes.

BASSIN.

Boissard.

FORME DE L'EXCAVATION PELVIENNE. — 1º La ligne axile de la portion passive ou osseuse du bassin est une ligne droite dans toute l'étendue de son trajet.

2º Le fœtus, descendu suivant la longueur de cette ligne jusqu'au plancher périnéal, devra avant son expulsion creuser un bassin de nouvelle formation, constitué aux dépens des parties molles.

3º Le pole fœtal, qui se présente après avoir pressé sur le plancher périnéal et l'avoir creusé, sortira suivant une direction à peu près perpendiculaire à la ligne axile du bassin passif ou osseux.

4º La variabilité de cette direction est en rapport avec l'orientation vagino-vulvaire, qui, chez certaines femmes, peut être telle qu'elle apportera un obstacle à l'expulsion spontanée du fœtus, hors des parties molles.

BASSINS RACHITIQUES
Bonnaire

Il ne faut pas juger uniquement la qualité d'un bassin rachitique sur les dimensions antéro-postérieures du détroit supérieur, mais sur sa capacité totale. De là, deux classes spéciales de bassins rachitiques : 1º *Bassins avec déformations dues à l'action prédominante de la pesanteur*, dits *bassins plats rachitiques* ; 2º *Bassins avec déformations dues à la pesanteur, et avec atrophie des os en largeur très accusée, ou bassins aplatis et généralement rétrécis*. Enfin l'atrophie rachitique peut-être régulière ou irrégulière, d'où *les bassins symétriques et asymétriques*.

Procéder à l'examen clinique d'une femme rachitique. Dans l'interrogatoire, étudier, d'une part, les conditions du début de la marche, d'autre part, l'évolution des accouchements antérieurs au cas où l'on aurait affaire à une multipare ; faire une inspection détaillée du squelette et en particulier de la portion pelvienne. Pratiquer avec soin l'examen obstétrical proprement dit, pour éviter toute cause d'erreur. Pour les besoins de la pratique courante, il est plus que suffisant de faire usage du doigt seul comme pelvimètre pour évaluer la forme, la largeur du bassin et le degré d'élévation ou d'abaissement du promontoire.

BASSINS RETRECIS
Champetier de Ribes

1º Le mécanisme de la sortie de la tête arrivant

2.

la dernière dans un bassin rétréci suivant son diamètre antéro-postérieur est ordinairement le suivant :

La tête se dirige d'abord transversalement et s'incline en arrière. Sous l'influence des tractions, le côté postérieur de la base passe et entre le premier dans l'excavation. La tête continue à descendre en conservant cette inclinaison et par conséquent la partie postérieure de la voûte s'engage plus profondément que l'antérieure, jusqu'au moment où la bosse pariétale arrive en arrière au niveau du détroit supérieur.

En même temps, la tête se fléchit et se porte en masse dans la moitié du bassin où se trouve l'occiput ; elle pivote de telle sorte que la bosse pariétale postérieure se loge dans l'encoche formée par la réunion du promontoire avec l'aileron du sacrum et s'arc-boute contre l'arête qui limite en ce point l'ouverture du bassin, tandis que la suture fronto-pariétale se trouve en rapport avec la partie la plus saillante du promontoire. Le côté antérieur de la voûte exécute alors un mouvement de bascule autour de la bosse pariétale immobilisée et les parties qui appuient contre le pubis franchissent le détroit. La bosse pariétale antérieure passe donc avant la postérieure.

2° Une forte flexion de la tête est la condition qui favorise le plus sa descente.

Quand la tête est bien fléchie, l'apophyse malaire ne s'accroche plus au pourtour du détroit supérieur ; le glissement, le tassement dans la moitié du bassin qui loge l'occiput se fait facilement ; la suture fronto-pariétale peut en arrière se placer au devant de la partie la plus saillante du promontoire.

3° Le maxillaire inférieur, sur lequel on tire avec deux doigts introduits profondément dans la bouche, nous a paru être le meilleur point d'application des tractions.

4° On facilite considérablement l'extraction par les deux manœuvres suivantes :

A. En repoussant directement en arrière dans la concavité du sacrum, le côté de la base du cou qui se trouve descendu derrière la symphyse pubienne.

B. En faisant faire par un aide l'expression portant sur la région frontale du fœtus et dirigée suivant l'axe du détroit supérieur.

5° On peut espérer extraire un enfant vivant chaque fois que le diamètre bi-pariétal de la tête ne surpasse pas le diamètre antéro-postérieur du bassin d'une longueur de plus de 45 millimètres environ.

6° On risque de produire une fracture du pariétal, quelles que soient les manœuvres d'extraction, si la force totale employée atteint 35 à 40 kil. sur un enfant à terme, 20 à 22 kil. sur un enfant avant terme.

7° Le maxillaire inférieur d'un enfant à terme peut supporter sans se rompre une traction de 25 kil.

8° La colonne vertébrale d'un enfant à terme s'est rompue trois fois sous un effort de 50 kil.

BASSINS VICIÉS

Tarnier.

Dans un certain nombre de cas, surtout dans les bassins moyennement rétrécis, on voit l'extrémité céphalique venant la première, la tête se mouler, s'adapter peu à peu au détroit supérieur et brusquement après une attente de 4 à 5 heures, s'engager dans l'excavation en franchissant le promontoire et l'accouchement se terminer spontanément.

Lorsqu'après avoir attendu le temps nécessaire, on est assuré que l'accouchement ne se fera pas avec les seules forces de la nature ou qu'un incident survenu oblige de terminer l'accouchement le plus tôt possible, il faut intervenir.

Faut-il alors se servir du *forceps* ou de la *version* ?

Voici les indications de ces deux modes d'intervention.

1° *Le forceps est indiqué*.

a. — Quand la tête est très peu mobile ;

b. — Quand la tête est amorcée au détroit supérieur ;

c. — Quand l'utérus est rétracté sur le fœtus ;

d. — Quand le bassin est étroit dans toutes ses dimensions.

2° *La version est indiquée* :

a. — Quand la tête est très élevée et très mobile au-dessus du détroit supérieur :

b. — Quand il y a présentation de l'épaule ou de la face.

c. — Quand il y a procidence du cordon ou des membres ;

d. — Quand le bassin est asymétrique et que le fœtus se présente par l'occiput vers la partie étroite du bassin.

e. — Quand on a fait antérieurement deux ou trois applications de forceps qui n'ont pas amorcé la tête et avant de recourir à la basiotripsie.

Dans un certain nombre de cas, où il n'y a pas une indication spéciale, l'emploi du forceps ou de la version reste discutable.

CALCULS URINAIRES CHEZ LA FEMME.

Félix Guyon

Les temps de la lithotritie, chez la femme, sont au nombre de cinq :

1º Introduire l'instrument.

2º Se créer un champ opératoire, un bas fond artificiel, en déprimant le fond de la vessie avec le talon du lithotriteur.

3º Saisir le calcul

4º Le fixer une fois, que la prise est reconnue bonne par les contacts multipliés de la pierre entre les mors du lithotriteur.

5º Broyer le calcul, évacuer les fragments.

A part le deuxième temps, qui constitue chez la femme les difficultés de la lithotritie, (par suite de l'absence de bas fond, le calcul change constamment de place), les autres temps sont les mêmes que chez l'homme.

Les résultats des opérations sont aussi bons dans les deux sexes. On obtient la guérison sans fièvre en peu de jours.

Bouilly.

CHEZ L'ENFANT. — Si le calcul est friable, lithotritie ; s'il est petit et non friable, taille uréthrale ; s'il est volumineux, taille sus-pubienne ;

CHEZ L'ADULTE. — Faire la lithotritie ; dans le cas où la lithotritie est impossible, si le calcul ne dépasse pas 1 centim. 5 de diamètre, dilatation de l'urèthre ; si le calcul dépasse ce volume, taille vaginale et suture immédiate.

CANCER DE LA CLOISON RECTO VAGINALE
Verneuil.

Premier temps. — Ponction avec un trocart courbe, au niveau de la commissure antérieure de l'anus. On passe au-dessus du périnée, de manière à le laisser intact. On conduit la pointe du trocart dans le vagin, au-dessous de la tumeur ; on fait ensuite ressortir le trocart par l'anus, après l'avoir fait passer au-dessus des limites du mal. On passe une chaîne d'écraseur, section verticale antérieure de la tumeur.

Deuxième temps. — Incision verticale de 4 centimètres au niveau du coccyx, dénudation résection de cet os, puis avec un trocart on fait une ponction au niveau de l'extrémité supérieure de la région coccygienne en passant au-dessus de la tumeur. On passe une chaîne d'écraseur, section verticale postérieure. La tumeur se trouve ainsi divisée en deux moitiés latérales.

Troisième temps. — Incision elliptique au galvanocautère, occupant l'épaisseur de la peau et cernant la circonférence du rectum. Cette incision est prolongée jusqu'au niveau des limites supérieures du mal.

Quatrième temps. — Section des deux pédicules latéraux avec l'écraseur.

CANCER DU COL DE L'UTÉRUS
Terrillon.

Plusieurs procédés.

1º Cautérisation par le fer rouge, par l'acide chromique, par le perchlorure de fer. Procédés bons surtout contre les hémorrhagies: on n'atteint ainsi que les parties superficielles.

2° Destruction par les flèches de [Canquoin, les injections de chlorure de zinc. Procédés infidèles et dangereux.

3° Ablation par le grattage, surtout pour la forme ulcéreuse. Aller jusqu'au tissu sain, qui est dur. Faire l'évidement conoïde du col. L'opération donne beaucoup de sang, mais l'hémorrhagie s'arrête quand on atteint le tissu sain.

4° Ablation avec ciseaux courbes ou avec thermo ou galvano-cautère. Procédés bons pour la forme infiltrée. L'anse galvanique constiue le procédé de choix.

S'il est impossible d'enlever la tumeur, combattre les accidents.

Contre les *hémorrhagies* : cautérisations à l'acide chromique, injections vaginales avec perchloaure de fer étendu de 5 fois son volume d'eau ; ergot de seigle ou injections sous cutanées d'ergotine.

Contre la *mauvaise odeur* : injections phéniquées à 1 0/0, acide thymique à 2 0/0, chloral, 2 0/0, permanganate de potasse, 5 0/0.

Contre les *douleurs* : suppositoires avec 3 centigr. d'extrait de belladone. Chloral. Morphine.

Bouilly.

Pratiquer *l'hystérectomie vaginale*, c'est la meilleure opération qu'il soit possible de faire.

L'hystérectomie partielle ne donne que des résultats déplorables. Le seul argument que l'on puisse fournir en sa faveur c'est sa bénignité. Toutes les fois qu'il est impossible d'enlever tout le cancer, il faut s'abstenir de pratiquer une intervention.

L'hystérectomie totale sera faite toutes les fois que le cancer est localisé à l'utérus. Dans ces conditions, l'ablation totale de la matrice peut donner parfois des résultats assez satisfaisants.

Faire l'ablation du col par le vagin et faire ensuite une laparotomie pour pratiquer l'extraction du fibrome ; faire en quelque sorte deux hystérectomies, l'une abdominale, l'autre vaginale. Isoler le moignon utérin et le réséquer complètement.

Cette opération pourrait être appliquée également à certains fibromes, pour lesquels il y aurait avantage à supprimer tout moignon utérin.

CANCER DU SEIN.

Verneuil

Dans les cancers du sein déjà ulcérés et dégageant une odeur infecte, faire deux ou trois séances (chacune de 20 minutes, par jour), de pulvérisations phéniquées ; les phénomènes douloureux diminuent et l'odeur disparaît

Enlever la tumeur au thermo-cautère. Gratter la cavité purulente qui existe sous la mamelle, puis la soumettre aux pulvérisations. On obtient la cicatrisation complète.

Jules Chèron.

La nature microbienne des tumeurs cancéreuses, rend légitime et logique le traitement du cancer du sein par les injections, dans le tissu morbide lui-même, d'un antiseptique puissant comme le bichlorure de mercure.

Faire, chaque jour, deux à trois injections interstitielles (de 1 centimètre cube chaque) de liqueur de Van Swieten. On prend les précautions antiseptiques les plus rigoureuses.

Ces injections ne sont pour ainsi dire pas douloureuses; elles ne produisent pas de réaction locale, si l'on espace les piqûres de 1 centimètre l'une de l'autre.

Employer la liqueur de Van Swieten stérilisée à l'étuve, pour mettre à l'abri de tout accident; on n'a pas la moindre menace d'abcès, tout en faisant jusqu'à 200 injections interstitielles de 1 gramme dans un seul sein.

CANCER DE L'UTÉRUS

Verneuil.

Amputation sous vaginale.

Pozzi.

Hystérectomie vaginale.

Félix Terrier et Henri Hartmann

L'hystérectomie sacrée est une opération plus difficile, plus longue et plus grave que *l'hystérectomie vaginale.* Elle est cependant indiquée dans les cas de cancers volumineux et adhérents, surtout lorsque le vagin est rétréci et scléreux.

Les différents procédés de l'hystérectomie sacrée se rangent sous trois chefs principaux : 1º Opérations avec simple incision para-sacrée. 2º Opérations avec résection oblique du sacrum et ablation du coccyx. 3º Opérations avec résection temporaire, et ostéoplastiques.

Il y a nécessité de créer une large brèche, de se donner du jour ; c'est le seul moyen d'opérer facilement et d'assurer par là même la guérison.

Donner la préférence à l'opération suivante : Incision parallèle au bord du sacrum, allant de l'épine iliaque postéro-inférieure jusqu'au delà du coccyx ; — section au voisinage de leurs insertions du grand fessier et du plan fibreux formé par la fusion des deux ligaments sacro-sciatiques. L'angle formé par le bord du sacrum au moment où il s'incline vers le coccyx sert à reconaître le troisième trou sacré qui est situé un peu au-dessus. Section transversale de l'os avec le ciseau de Mac-Ewen entre le 3e et le 4e trou sacré. Deux doigts d'un aide, introduits, l'un dans le rectum, l'autre dans le cul-de-sac vaginal postérieur, facilitent beaucoup l'ouverture du sac péritonéal. Après avoir extrait l'utérus, on place quelques points de suture en capiton pour renfermer tout ensemble le vagin et le péritoine. Puis réappliquant le volet ostéo-cutané relevé au cours de l'opération, on suture par des capitons à la soie le grand fessier et les plans fibreux adjacents aux plans fibreux de la face postérieure du sacrum. Enfin, après placement d'un gros drain, suture cutanée au crin de Florence.

L'opération est délicate, expose à des accidents nombreux ; hémorrhagies, difficultés dans l'ouverture du péritoine que l'on ne reconnaît pas facilement, lésion du rectum, de la vessie, de l'uretère ; cellulite pelvienne, pelvipéritonite, phlegmatia, nécrose d'un fragment osseux réappliqué, etc.

Schwartz

Lorsque l'on suspecte l'envahissement de la vessie, du rectum, avoir recours à la sonde vésicale, en prenant le doigt comme guide.

Si malgré ces précautions, on arrive à perforer la

parol postérieure de l'utérus, saisir les bords de la déchirure avec une longue pince à griffes, les réunir à l'aide de quatre sutures au catgut, cautériser au fer rouge la plaie résultant du curage ; n'appliquer des tampons de chlorure de zinc à 1/10 que s'il y a un écoulement sanguin assez abondant et persistant, malgré l'application d'un tampon pendant quelques instants.

CHLOASMA, TACHES DE LA GROSSESSE ET ÉPHÉLIDES.

Besnier.

Onguent de Vigo..............	15 grammes.
Vaseline.....................	15 —

Étendre sur une mousseline, qu'on recouvre de taffetas gommé.

Le matin, on nettoie la peau à l'eau chaude, et, pendant le jour, on y applique une pommade composée de :

Carbonate de bismuth..............	10 grammes
Kaolin	10 —
Vaseline	40 —

CHLOROSE.

Potain.

Ne pas donner le fer associé au manganèse. Prescrire le manganèse à l'état isolé. Voici quelques formules ;

Carbonate de manganèse	10 gr.
Extrait de gentiane......................	Q. S.

En 100 pilules. Prendre 2 ou 3 de ces pilules, deux fois par jour avant le repas.

Sulfate de manganèse...................... } aa 10 g
Iodure de potassium.......................
Miel.............................. ..... Q. S.

Pour 100 pilules vernies; même mode d'emploi que pour les pilules précédentes.

Peter.

I. TRAITEMENT. — Donner le fer. En effet, le fer agit; par sa présence seule, il irrite la muqueuse de l'estomac, en faisant l'office de corps étranger, et provoque l'apparition du suc gastrique. Et c'est là ce que veut instinctivement la chlorotique, quand elle ingère, par exemple, du plâtre, du charbon; quand elle grignotte du café torréfié; elle veut exciter la membrane muqueuse de son estomac, pour lui faire sécréter le suc chlorhydropepsique.

Comment doit-on administrer le fer? En général, on en donne trop; l'organisme, en effet, contient en tout 4 à 5 grammes de fer, et ce fer n'a pas disparu complètement dans la chlorose; il est donc inutile de donner de fortes doses; il arrivera, même en suivant ce conseil, d'avoir déjà administré au bout d'un mois 20 grammes, c'est-à-dire quatre fois plus de fer que n'en contient l'organisme entier. Si l'on prescrit de trop fortes doses, on provoquera des crampes stomacales, et le fer ne sera pas toléré.

Quel fer donnera-t-on, et dans quelles proportions?

De toutes les préparations ferrugineuses, la limaille de fer est la meilleure. Quand Trousseau ordonnait du fer aux malades de la campagne, il leur disait de faire limer un clou par un forgeron et de prendre une pincée de cette limaille à chaque repas.

On peut encore donner le fer réduit par l'hydrogène, une pincée avant le déjeuner et avant le dîner.

Si le fer n'est supporté sous aucune de ces deux formes, faire boire au malade des eaux minérales ferrugineuses, telles que celles de Bussang, de Spa, d'Orezza ; seulement ce traitement demandera à être continué plus longtemps.

Mais ne pas se contenter de fer ; la thérapeutique doit être plus complexe et elle s'inspirera, d'ailleurs, du simple bon sens ; le fer est indispensable, mais les auxiliaires ne le sont pas moins.

Veiller à ce que l'estomac digère, aider le système nerveux à reprendre son fonctionnement normal, chercher à régulariser chacun des organes.

S'il y a intolérance de l'estomac, s'il est douloureux à la pression, appliquer sur la région stomacale une mouche de Milan, qu'on laissera sept à huit heures, ou bien encore faire des badigeonnages de teinture d'iode sur l'épigastre, alternativement en haut, en bas, à droite, etc., de façon à pouvoir faire des applications tous les jours.

En outre, agir intérieurement, en donnant des poudres qui favorisent l'apparition du suc gastrique. Administrer un des cachets suivants :

Poudre de café torréfié.....	20 centigrammes.
Craie lavée.................	20 —
Poudre de rhubarbe........	20 —

Si l'estomac est douloureux, ajouter 1 centigr. d'opium, et s'il y a du ballonnement, 1 centigr. de poudre de noix vomique.

Pour aider la sécrétion de l'acide chlorhydrique, faire prendre une cuillerée à soupe de la potion suivante :

Acide chlorhydrique.......	6 gouttes.
Eau filtrée................	100 grammes.
Sirop de limon............	20 —

Cette potion remplacera le vinaigre que les malades ont tendance à ingérer.

Les chlorotiques sont ordinairement constipées, parce que, de même que leur estomac, leur intestin est paresseux, il ne réagit pas. Leur donner des purgatifs doux, tels que le podophyllin, à la dose de 2 à 3 centig., le soir en se couchant, ou bien 20 à 25 centig. de cascara sagrada; prescrire le matin un lavement frais, qui sollicitera les contractions de l'intestin.

Il faut aussi venir au secours de l'utérus qui fonctionne mal. Quelques jours avant l'époque où doivent apparaître les règles, faire prendre un grand bain très chaud pendant 20 à 25 minutes. Administrer les pistils de safran desséchés, à la dose d'une pincée par tasse à thé, trois tasses par jour, ou bien encore l'armoise, 5 gr. de sommités fleuries par litre d'eau bouillante, trois tasses par jour. L'apiol (graines de persil) est également efficace, à la dose de quatre dragées par jour.

Mais il ne s'ensuit pas que le bain chaud soit un traitement de la chlorose, loin de là. Il faut, au contraire, tonifier les vaso-moteurs par l'*hydrothérapie*, par l'eau froide. Elle est mal supportée par ces jeunes filles qui ont de la chaleur au minimum. La meilleure pratique consiste dans l'emploi de lotions froides, rapidement faites avec une éponge légèrement imbibée et nullement ruisselante. Par diplomatie, on peut commencer par de l'eau tiède et couper cette eau avec du vinaigre ordinaire, du vinaigre de Bully, de l'eau de Cologne. Envelopper la malade d'un peignoir de flanelle épaisse et la frictionner énergiquement pour amener la réaction.

Plus tard, arriver aux douches d'abord tièdes, puis froides, pendant un temps ne dépassant jamais

30 secondes, ce sera la douche en jet et non en pluie, cette dernière ne frappant pas la peau assez énergiquement. L'hydrothérapie marine est merveilleuse; le bain d'eau de mer, avec la nage, fera faire en même temps de la gymnastique.

II. Régime. — S'inspirant toujours de l'instinct des chlorotiques, puisqu'elles adorent le vinaigre, se garder de le proscrire; le vinaigre sollicite la sécrétion du suc gastrique. Ne pas déconseiller la salade; la chicorée, la laitue, la romaine, sont des sucs végétaux; y joindre du sel, du poivre, stimulants de l'estomac, du vinaigre, qui est tout indiqué; ce n'est pas pour une légère quantité d'huile, qui d'ailleurs n'est point malfaisante, que l'on devrait se priver de tous ces avantages ; proscrire de la viande, « avec des cornichons tout autour ».

C'est une erreur de condamner les chlorotiques aux viandes rouges. Si elles aiment le poulet et le veau, il n'y a pas d'inconvénient à leur en donner, voire même de la charcuterie, le maigre de jambon. Le lait ne semble pas davantage leur être nuisible.

Il faut savoir obéir aux instincts presque tutélaires de ces malades.

Enfin, et surtout, la gymnastique est indispensable. Quand les chlorotiques sont faibles, exténuées, arrivées à cette période de nonchalance dans laquelle le moindre effort leur est pénible, les faire tirer sur des ressorts à boudin, leur faire faire du massage ; pour les soustraire à l'air confiné de la chambre, recommander le jardinage; c'est un excellent exercice, qui les force à travailler au grand air, au soleil, etc.

Un autre exercice musculaire, encore supérieur au jardinage, si la position sociale des malades permet de le conseiller, c'est l'équitation. C'est un exercice complexe, abstraction faite du plaisir avec lequel les malades l'acceptent en général. Tout le système musculaire entre en jeu. Les muscles du dos, du tronc, se contractent pour maintenir la position verticale ; les bras maintiennent le cheval, les jambes veillent à conserver l'équilibre, la poitrine se dilate sous l'influence de l'air condensé par la locomotion ; tous les muscles, en un mot, entrent en fonctions.

Si l'on est forcé de renoncer à l'équitation, conseiller aux malades de conduire elles-mêmes, et leur recommander le canotage ; ce sont deux exercices excellents.

Hayem.

I. Régime. — Repos et régime alimentaire convenable, en rapport avec l'état du tube digestif.

II. Traitement. — Administrer à dose suffisante un protosel de fer facilement digéré, de préférence le protoxalate de fer, à la dose de 25, 40 et 50 centigr

Dans certains cas, ajouter à ce traitement l'acide chlorhydrique, destiné à faciliter la digestion.

Enfin, dans les formes intenses, et notamment dans la *chlorose avec fièvre*, le maillot froid humide appliqué une ou deux fois par jour pendant un temps court, pour produire une action névrosthénique.

Une fois la chlorotique guérie, quand l'anémie a disparu, quand les couleurs sont vives, quand les forces sont revenues, se préoccuper de tous les procédés capables de consolider la constitution et de parfaire une évolution organique encore incomplète. S'adresser dans ce but à l'hydrothérapie, à la gymnastique, aux exercices en plein air, tout en surveillant avec soin le régime, surtout si la chlorose a revêtu la forme dyspeptique. Mais user toujours avec modération de ces moyens.

La chlorotique reste souvent pendant longtemps délicate, peu résistante; on arrive aisément à la surmener. On doit donc éviter de lui faire supporter de véritables fatigues. Les stimulants trop énergiques ne conviennent pas, et c'est peut-être pour cette raison que le séjour au bord de la mer et les bains de mer produisent souvent des rechutes.

Legroux.

I. RÉGIME. — Envoyer la malade à la campagne; les bains d'air et de soleil, autrement dit un séjour prolongé loin de l'atmosphère des villles, sont le traitement héroïque. Aux promenades au grand air associer les courses à âne. Cette équitation spéciale est très propre à stimuler les organes de la menstruation, et très favorable pour hâter, par une action spéciale, le retour des époques menstruelles.

II. TRAITEMENT. — Ordonner l'hydrothérapie et le fer, sous la forme des pilules suivantes :

Tartrate de fer et de potasse.....   15 grammes.
Rhubarbe...........................   5   —
Sirop de gomme................... Q. S.

Pour 100 pilules. Commencer par 1 ou 2 pilules chaque jour, et aller progressivement jusqu'à 3 ou 4.

J. Chéron.

Administrer l'hémoglobine en cachets de 15 à 20 centigrammes, 1 ou 2 cachets par jour.

Le traitement par les émissions sanguines, qui peut paraître paradoxal à première vue, est cependant très rationnel, puisque les recherches expérimentales ont démontré que les petites saignées activent le pouvoir de sanguification, si bien que, peu de jours après l'émission sanguine, le sang est plus riche en globules rouges et en hémoglobine.

En faisant des scarifications du col, chez les femmes chlorotiques, dans le but surtout d'améliorer une affection utérine, l'état général bénéficie de ces petites émissions sanguines autant que l'état local. L'analyse du sang au compte-globules et à l'hématimètre, faite avant le début et pendant le cours du traitement, permet de suivre l'amélioration progressive de la chlorose, à la suite de chaque scarification.

Chez les chlorotiques, la congestion utérine est chose habituelle, si bien qu'il est facile, chez elles, d'obtenir 40 à 60 grammes de sang par une scarification du col.

Ce fait est intéressant, d'abord parce qu'il est bon de savoir que les scarifications du col ne peuvent être que très utiles aux femmes chlorotiques, et ensuite parce que, au point de vue pratique, il est bien plus simple de faire une scarification du museau de tanche que de recourir à la saignée, opération qui est sans aucune gravité évidemment, mais qui aussi est devenue trop exceptionnelle pour être facilement acceptée des malades.

La scarification du col, faite avec les précautions antiseptiques d'usage, ne peut pas présenter le moindre danger.

CHORÉE DANS LA GROSSESSE

Tarnier.

TRAITEMENT MÉDICAL. — Bromures, morphine, chloral, arsenic.

TRAITEMENT OBSTÉTRICAL. — Si on échoue et qu'il y ait danger pour la femme, faire l'accouchement prématuré. Agir, autant que possible, quand l'enfant est viable et employer une méthode simple (bougie, dilatateur).

Pinard.

TRAITEMENT MÉDICAL. — Chloral à hautes doses, 6, 8 et 10 gr. par jour. Administrer le médicament de telle sorte que la malade soit plongée dans un sommeil continuel; ne la réveiller qu'au moment des repas; continuer ce traitement dans toute sa rigueur jusqu'à ce que l'on constate une amélioration notable; alors diminuer les doses, mais ne supprimer le médicament que lorsque la chorée aura disparu complètement.

TRAITEMENT OBSTÉTRICAL. — Essayer de la dilatation du col à l'aide de deux doigts; si on ne réussit pas, si l'agitation est telle que la nutrition est empêchée et que le sommeil est impossible, si la malade présente des troubles cérébraux, provoquer l'accouchement.

CŒUR (MALADIES DU) ET GROSSESSE

Tarnier.

TRAITEMENT MÉDICAL — Saignée.

TRAITEMENT OBSTÉTRICAL. — Si la femme est en péril, faire l'avortement provoqué ou l'accouchement prématuré artificiel. Attendre si possible, que le fœtus soit viable. En cas de danger imminent, provoquer l'avortement.

Si la femme entre en travail, à terme ou avant terme, l'empêcher de faire des efforts et hâter l'accouchement par le forceps ou la version au besoin.

Si la femme meurt subitement sans être accouchée, opération césarienne ou extraction du fœtus par les voies naturelles, suivant les cas.

Peter.

TRAITEMENT PRÉVENTIF. — Défendre le mariage à une cardiopathe.

Si elle est mariée, l'engager à ne pas devenir mère.

Si elle devient enceinte, lui éviter les fatigues, les émotions et toutes les causes qui troublent la circulation, et peuvent influer sur l'affection du cœur.

Si elle est mère, lui défendre de nourrir son enfant.

TRAITEMENT MÉDICAL. — La saignée et la digitaline peuvent être très utiles.

Contre les troubles de l'hématose, inhalations de sel volatil anglais, bains d'air comprimé, hydrothérapie sous forme de lotions froides.

Si le foie est congestionné, prescrire :

Poudre de seille	0 gr.	05
— de digitale............	0 —	05
Calomel	0 —	05

En 3 doses.
Purgatifs, diurétiques, vin de Trousseau, lait.

CORPS ÉTRANGERS DE LA VESSIE
CHEZ LA FEMME.

Bouilly.

Commencer par faire la dilatation de l'urèthre.
Si on ne peut pas retirer le corps étranger, taille

vaginale, suivie de suture immédiate ou consécutive de la vessie.

COUVEUSE POUR ENFANTS.

Tarnier.

Dans les cas où les enfants ne pèsent que 2,500 grammes et au-dessous, où lorsqu'ils sont trop faibles, les élever pendant un certain temps dans une couveuse.

La couveuse se compose essentiellement d'une caisse en bois, divisée en deux compartiments par une cloison transversale incomplète.

La prise d'air est située sur le côté, à la partie inférieure de l'appareil, et l'orifice d'évacuation tout à fait à la partie supérieure et du même côté.

Dans le compartiment inférieur se trouvent des *moines* en grès, remplis d'eau bouillante ; dans le compartiment supérieur, on place l'enfant, qui repose sur la cloison incomplète dont le vide correspond au côté opposé à celui où se trouvent les orifices d'entrée et de sortie de l'air ; de sorte que l'air, après s'être échauffé au contact des boules d'eau chaude, passe du compartiment inférieur dans le compartiment supérieur qu'il est obligé de parcourir en entier, avant de sortir par l'orifice d'évacuation. Un panneau mobile en verre ferme la paroi supérieure de la couveuse ; un autre panneau, plus petit, à la partie inférieure, permet d'introduire et de changer les boules.

Une éponge mouillée, suspendue à l'intérieur donne à l'air chaud l'humidité nécessaire et un thermomètre indique la température.

Chaque médecin pourra improviser une couveuse, en quelque endroit qu'il se trouve.

La température de l'appareil doit être de 30 à 32°;

On retire l'enfant pendant quelques instants toutes les heures ou toutes les deux heures, suivant le cas, afin de l'alimenter et de le changer.

La durée ordinaire de l'emploi de la couveuse est d'une à deux semaines et même plus, suivant l'état de l'enfant.

Auvrard.

La couveuse d'Auvard se chauffe à l'aide d'un réservoir cylindrique, placé dans l'étage inférieur de l'appareil, et présentant une contenance de dix litres.

Quand on veut mettre l'appareil en marche, introduire par l'entonnoir d'abord *cinq* litres d'eau bouillante, puis toutes les quatre heures, *trois* litres. Un tuyau, recourbé en col de cygne, sert de trop-plein, et fonctionne aussitôt que l'appareil est rempli.

Il sera bon d'avoir deux cafetières de trois litres, l'une versant l'eau bouillante, pendant que l'autre reçoit le liquide en excès. L'eau du trop-plein encore chaude sera laissée près du feu et portée à l'ébullition au moment d'être remise dans la couveuse. On se servira ainsi alternativement de l'une et l'autre cafetière.

Pour vider l'appareil, on fixera un tuyau en caoutchouc au tuyau métallique du trop-plein, et on versera quelques grammes de liquide dans l'entonnoir pour amorcer le siphon ainsi constitué, et par lequel s'échappera au dehors tout le liquide contenu dans le réservoir.

CRAMPES DOULOUREUSES DE LA GROSSESSE

Tarnier

Traitement prophylactique. — Entretenir la liberté du ventre, calmer l'irritabilité par les opiacés.

TRAITEMENT CURATIF.— Quand les crampes surviennent, masser les muscles contracturés. Étendre fortement la jambe, le pied et les orteils, si la douleur siège dans les fléchisseurs ; — les fléchir, si elle siège dans les extenseurs.

CREVASSES DU SEIN

Bonnaire.

Le nitrate d'argent est un très bon antiseptique. Employer une solution à 1/100 ou 1/150 ; elle sert à imbiber des compresses que l'on applique sur les seins malades, avant de faire la compression. Interrompre l'allaitement, pendant la durée du traitement.

CURAGE ET CURETTAGE DE L'UTÉRUS

Terrillon

Le curettage consiste à réséquer toutes les parties exubérantes de la muqueuse malade. Par la plaie qu'il provoque à la surface interne de l'utérus, il favorise le retrait cicatriciel des parties malades, vaisseaux, glandes. Par l'abrasion des bourgeons fongueux, il supprime l'hémorragie et diminue l'écoulement purulent.

Le curage de l'utérus se fait avec des curettes de divers modèles ; la dilatation utérine doit être suffisante pour permettre le jeu de l'instrument dans la cavité. Enlever les fongosités au ras du tissu sain le plus complètement possible, jusqu'à ce que la curette ne ramène aucun débris de la muqueuse, jusqu'à ce que les tissus crient sous l'instrument. Pendant l'opération, laver la cavité utérine au moyen d'une sonde à double courant, et introduire de petits tampons aseptiques, montés sur une pince, pour nettoyer la muqueuse.

Le curage de l'utérus ne provoque qu'une hémorragie insignifiante. En effet, on n'attaque pas de gros vaisseaux ; on enlève au contraire les bourgeons vasculaires de la muqueuse devenue friable et qui étaient la cause des hémorragies perpétuelles de l'endométrite ; plus on gratte le tissu utérin, moins il a tendance à saigner, et tout écoulement sanguin s'arrête dès que le curage est terminé.

Après que l'abrasion de la muqueuse a été jugée complète, faire le tamponnement de la cavité utérine avec une mèche de gaz indoformée stérilisée à l'étuve, pour maintenir une certaine dilitation de l'utérus et éviter l'infection de la plaie. Le pansement de l'utérus est refait tous les quatre ou cinq jours.

Le curage de l'utérus détermine une modification très grande dans la constitution de la muqueuse malade.

Bouilly.

INDICATIONS PRINCIPALES. — 1º les pertes sanguines ; 2º les pertes blanches abondantes ; 3º les douleurs pelviennes sacrées, au moment des règles ou entre elles. Mais les douleurs ne sont jamais à elles seules une indication.

MANUEL OPÉRATOIRE. — Opérer sous le chloroforme ; on agit avec moins de précipitation.

Dilater à la laminaire en 48 heures, avec deux tiges, dont la première est fort petite et est changée au bout de 24 heures. De la sorte, les douleurs sont à peu près nulles : à peine une heure ou deux de petites tranchées, et souvent rien du tout. Après antisepsie vaginale, l'utérus est abaissé, puis curé.

Faire ensuite une injection, à la seringue de Braune, de teinture d'iode ou de glycérine crésotée, pour la métrite muco-purulente ; de chlorure de zinc, pour la métrite hémorrhagique.

Pendant les premiers jours, faire un tamponnement antiseptique du vagin, et ne le supprimer que tard, car bien des récidives ne sont que des réinoculations.

Schwartz.

Quand il n'y a pas de lésions des annexes, ne pas chloroformer les malades et se contenter de l'anesthésie à la cocaïne. Commencer par dilater l'organe avec une laminaire et celle-ci étant enlevée, laver le vagin et introduire dans l'utérus une tige métallique malléable autour de laquelle est enroulée un tampon de ouate hydrophile, imbibé d'une solution à 1/10°. Laisser cette tige en place deux minutes 1/2, la remplacer par une nouvelle tige, la laisser un temps égal et enfin la remplacer par une troisième, qui reste deux minutes. La durée de l'application peut même être poussée jusqu'à 10 minutes. Placer aussi un tampon cocaïné sur le col lui-même et dans les culs-de-sac. Ne se servir que de curettes mousses et terminer par l'emploi de l'écouvillon de Doléris.

Doléris.

Curage. — Chloroforme. Placer la femme dans la position obstétricale, le siège débordant le lit, les jambes écartées.

Faire le lavage du vagin avec la liqueur de Van Swieten dédoublée. Abaisser l'utérus. Avec l'index gauche, aller à la recherche du col et le fixer par le doigt ; saisir le bord antérieur du col avec la main droite armée d'une longue pince à griffe. Retirer l'index gauche ; placer la main gauche sur le fond de l'utérus qu'elle déprime. Si le col n'est pas dilatable, le dilater avec un dilatateur métallique. Déprimer le périnée et la paroi postérieure du vagin avec une valve de Sims.

Le col ouvert, faire avec une sonde à double courant un lavage intra-utérin à la liqueur de Van Swieten dédoublée.

Procéder au curage avec la curette de Récamier, gratter jusqu'à ce que la curette ne ramène plus rien. Faire un nouveau lavage.

Écouvillonage. — Introduire un écouvillon trempé dans la glycérine créosotée à 1/2 ou 1/3 et faire un dernier lavage.

L'écouvillon est un précieux instrument pour les pansements intra-utérins, et pour la modification ou la destruction de la muqueuse malade dans les formes chroniques, les plus fréquentes.

L'écouvillonnage sera toujours tenté avec avantage à titre d'essai, si l'on veut éviter de recourir à la curette. Il interviendra toujours à titre complémentaire dans toute méthode de curage de l'utérus.

Les injections caustiques après le raclage ou le curage sont inférieures, comme action complémentaire, à l'action de l'écouvillon.

L'abaissement de la matrice est indispensable dans tout procédé de thérapeutique intra-utérine. Il en garantit la rapidité, la sécurité et la facilité.

DÉBRIDEMENT DE LA VULVE.

Chaput.

Le débridement de la vulve rend facile l'extirpation de l'utérus pour salpingite, et permet le plus souvent l'extirpation secondaire des annexes malades.

Dans le cancer, il rend possibles, au point de vue opératoire, des opérations qu'on n'aurait pas pu mener à bien sans cette précaution. Il est juste d'ajouter que la mortalité considérable que l'on a, dans ces cas graves, contre-indique l'opération.

Les opérations sur l'utérus, chez les vierges, et les réparations de fistules vésico-vaginales difficilement accessibles sont rendues possibles ou faciles grâce au débridement.

Enfin le débridement, paraît devoir être avantageusement employé dans la pratique des accouchements.

DÉCHIRURE DU PÉRINÉE
Doléris.

De chaque côté des lèvres de la déchirure, depuis l'angle de la déchirure dans le vagin, jusqu'aux points qui par leur rapprochement devaient constituer le nouvel anus, disséquer une bandelette de 5 à 8 millim. se garder de la détacher, la laisser à dessein adhérente à la partie interne des lèvres de la déchirure. Les deux bandelettes étant ensuite rabattues vers la partie médiane, les réunir par une suture continue au catgut, à deux étages. De cette manière, la cloison recto-vaginale se trouve reconstituée. Cela fait, un nouvel avivement est pratiqué de chaque côté de la ligne de suture avec la forme et la disposition de la colpopérinéorrhaphie, par le procédé de Simon-Hégar.

DÉCHIRURE DE L'UTÉRUS GRAVIDE
Tarnier.

Si l'utérus est largement déchiré en avant, juste

au dessus du vagin ; si les anses intestinales font
hernie à travers l'orifice externe du col, faire l'extraction de l'enfant, pratiquer la laparotomie ;
nettoyer à l'eau bouillie et tamponner les culs de
sac du péritoine à l'aide de la gaze iodoformée.

DÉFORMATIONS DE L'UTÉRUS

Doléris.

Les déformations d'origine inflammatoire, l'allongement du segment moyen avec flexion exagérée et
atrésie de l'ostium internum, la déformation de la
portion vaginale avec atrésie et déplacement de
l'ostium externum, surtout quand elles s'allient
au développement anormal du vagin, mettent obstacle à la fécondation. Souvent, même quand le
processus inflammatoire qui a causé les autres
lésions a disparu à la longue, spontanément ou par
la suite d'un traitement, il persiste des conditions
mécaniques défectueuses.

Ces conditions anormales sont l'inverse de celles
qui existent chez la femme vierge, que l'on peut
considérer comme présentant les conditions idéa-
les pour la conception.

On constate l'ampliation exagérée du cul de sac
du vagin, là où devrait exister une calibration régulière et cylindrique ; on trouve la longueur exagérée de la portion vaginale du col et l'étroitesse de
l'orifice, là où devrait exister un col court et suffisamment ouvert. Quelquefois, l'altération inflammatoire de l'appareil de sécrétion du col s'y
ajoute.

La restauration de l'état physiologique peut dès
lors se formuler par cette donnée à réaliser : « Remettre approximativement les parties comme elles

sont dans l'état virginal. » Le but est net, précis et justement il cadre avec les lésions.

Ici la chirurgie, pour être conservatrice, sera impitoyable pour chaque élément pathologique.

La reconstitution plastique des organes doit marcher concurremment avec la guérison de l'inflammation. Il ne faut pas, une fois la femme guérie de la *maladie*, que le but physiologique de la restauration fonctionnelle ayant été méconnu ou négligé, la stérilité persiste ; il ne faut pas que la possibilité de la conception devienne affaire de chance ; il faut que le résultat soit préparé volontairement, intentionnellement.

Dans cet ordre d'idées, la conduite doit être franchement active et dans ces conditions, la chirurgie restauratrice de la fonction, a le devoir de viser au résultat le plus parfait qu'elle puisse atteindre.

DÉVIATIONS UTÉRINES.

Bouilly.

Les pessaires sont utiles et ne sont pas dangereux. Il ne s'agit plus, aujourd'hui, de ces énormes pessaires employés autrefois, des hystérophores, des redresseurs intra-utérins ; mais bien d'instruments malléables ou non, faits sur mesure et s'adaptant bien, ceux de Hodge et de Smith.

Ils sont utiles, car dans les *rétro-déviations* simples, mobiles, il y a danger à ne pas maintenir l'utérus en place. Or, entre ne rien faire d'un côté, ou pratiquer un Alexander, opération qui souvent ne donne pas de résultats, il y a un traitement à instituer, c'est celui de l'application d'un pessaire.

Pour appliquer le pessaire, commencer par bien

faire la réduction, soit par la position génu-pecto-
rale, soit par la méthode de Schultze. Dans ces
conditions, un instrument de bonne dimension, bien
appliqué, rétablit le cul-de-sac de Douglas, le
paquet intestinal reprend son droit de domicile et
en ayant soin d'appeler l'attention de la malade
sur la nécessité de ne pas laisser emplir sa vessie,
d'éviter les secousses, on peut obtenir le maintien
de l'utérus en huit ou neuf mois de traitement.

Le danger est nul quand le pessaire est bien
appliqué et on ne peut avoir d'accidents que dans
les cas où l'instrument est trop grand, mal choisi
et appliqué sur un utérus imparfaitement réduit.

Les adhérences postérieures sont une contre-
indication.

Pozzi.

Les pessaires redressent l'utérus et font cesser
cet état d'impotence, de faiblesse, de mauvaise
nutrition, dans lequel se trouvent les malades.

Doléris.

Tous les procédés basés sur les adhérences arti-
ficielles de la matrice avec le péritoine pariétal
sont des procédés aléatoires, en ce qu'il n'est pas
permis de compter sur de telles adhérences comme
soutiens solides. Les adhérences séreuses s'allon-
gent, s'affaiblissent et parfois disparaissent. Quel
peut donc être le sort de celles qui unissent le fond de
l'utérus à la paroi abdominale ? Elles sont à la mer-
ci d'un accident, d'un effort, d'un traumatisme et
finalement d'un retour de l'organe à sa position
anormale.

Si, par hasard, la femme devient enceinte, il est
certain que l'utérus perdra ses adhérences avec

la paroi du ventre. Il y a des cas heureux, dans lesquels le phénomène intolérable, la douleur a disparu et avec elle parfois l'impotence ; — mais il se peut que ces faits appartiennent surtout à des cas de rétroversion légère ou simple, ou bien à des déviations compliquées d'inflammation des annexes, dont on a, en même temps, pratiqué l'extirpation.

Il vaut mieux restaurer les supports naturels de l'utérus et les ligaments utérins, qui sont des agents physiologiques, dont la destination mécanique est démontrée largement, que de créer des rapports anormaux aux organes par le moyen d'un processus pathologique infidèle.

Les opérations plastiques vaginales, combinées aux résections des ligaments allongés ou devenus atones à leur extrémité périphérique, réalisent pratiquement le retour à l'état normal.

Dans la *rétro-flexion de l'utérus*, tous les procédés destinés à maintenir l'utérus redressé et rigide même après le raccourcissement des ligaments ronds, les pessaires à tige et toutes les autres variétés de pessaires sont inférieurs au procédé qui consiste d'abord à corriger la flexion, en assouplissant préalablement le stroma utérin par la dilatation, à faire le curage et à saisir l'utérus dans cette condition avantageuse pour le ramener à son attitude normale par le raccourcissement des ligaments ronds.

Les suites de l'opération d'Alquié-Alexander sont de beaucoup simplifiées par cette manière de faire.

Chaput

1º La *rétroflexion indolente* n'exige aucun traitement.

2º La *rétroflexion compliquée* de métrite ou de prolapsus génital réclame d'abord le *curage* ou une *réparation périneo-vaginale*;

3º On essaiera d'appliquer un *pessaire* contre les *rétroflexions peu accentuées et mobiles*; on se contentera de ce traitement, s'il est suivi du succès;

4º *L'opération d'Alquié-Alexander* est passible de nombreuses objections, car le racourcissement des ligaments est parfois difficile, ou impossible (faiblesse des ligaments), et souvent impuissant. Souvent, même par des manœuvres intra-utérines, on ne peut pas redresser un utérus rétrofléchi; aussi quand on raccourcit les ligaments ronds d'un utérus non redressé, on augmente la déviation au lieu de la supprimer.

Les malades peuvent n'être pas soulagées, parce que les ligaments ont quitté la paroi ou même se sont allongés, ou bien encore la douleur persiste, malgré le redressement, parce que les annexes sont malades.

L'hystéropexie n'a pas l s mêmes inconvénients elle permet de vérifier le diagnostic, d'examiner les annexes, de redresser toujours et facilement; l'utérus et enfin de le fixer solidement à la paroi.

Cette fixation n'est pas cependant sans inconvénients, (envies fréquentes d'uriner, vives douleurs au cours de la grossesse, danger d'un étranglement interne).

A l'hystéropexie, dont le sens est restreint, préférer la *laparotomie proprement dite*, qui laisse à l'opérateur le choix de ses décisions. On peut en effet, faire le redressement sans castration ni fixation, ou bien la castration sans hystéropexie. Si l'utérus a besoin d'être fixé, il est préférable de suturer dans la plaie les pédicules ovariens, s'il y a eu castration ; dans le cas contraire, il suffit de faire le raccourcissement intra-abdominal des ligaments ronds.

DILATATION DE L'UTÉRUS

Terrillon.

Introduire dans la cavité utérine des substances qui ont la propriété d'absorber les liquides sécrétés par l'utérus, et de se gonfler. Ce gonflement graduel entraîne la dilatation progressive et lente du col de l'utérus. Les diverses substances employées sont :

1° L'éponge préparée ;
2° La laminaire ou *Laminaria digitata* ;
3° Une série de petits tampons de gaze iodoformée.

Doléris.

La *dilatation* est utile sans être indispensable. Elle trouve des applications spéciales pour chacun de ses deux procédés :

La *dilatation avec les tentes antiseptiques iodoformées* agit avantageusement sur la muqueuse utérine.

La *dilatation extemporanée* ou *divulsion* est un bon moyen de traitement de la douleur liée aux affections chroniques du petit bassin.

DOULEURS DE L'ACCOUCHEMENT

A. Charpentier et Doléris.

1° *Douleur de la contraction utérine*. Elle est analogue à tout effort accompli par un organe musculaire à fibres lisses, luttant contre un obstacle matériel. Nous ne pouvons pas agir, mais cette sensation n'a rien d'excessif. Elle doit même être insigniflante, si l'on s'en rapporte au peu de souffrance qui persiste après l'analgésie. La distension du segment inférieur de l'utérus est peut-être la cause de la douleur ressentie pendant les contractions.

2° *Douleur résultant de la distention, du tiraillement des nerfs* des portions sus-vaginales et intra-vaginales du col et de ceux du vagin. L'atténuer par des badigeonnages répétés de chlorhydrate de cocaïne (solution à 5 p. 100), portant sur les régions mises à découvert, au fur et à mesure de la dilatation.

3° *Douleur vive, profonde, due à la compression des troncs nerveux du bassin.* Nous ne pouvons rien.

4° *Douleur ressentie par les muqueuses.* La supprimer par les badigeonnages de cocaïne.

5° Enfin, *douleur de l'expulsion à la vulve.* Elle est parfois atroce. On peut également la supprimer par la cocaïne.

Les femmes accusent une diminution étonnante ou la cessation complète des impressions douloureuses ressenties, dont elles rapportent le siège au bassin ou aux parties génitales. Beaucoup n'éprouvent plus que des sensations vagues dans le bas-ventre, et continuent à accuser des douleurs dans les reins. Toutefois, le changement opéré par l'action du médicament est surprenant.

La période d'expulsion devient à peu près indolore.

Pendant la première période de l'accouchement, se servir d'un spéculum, au travers duquel on badigeonne le col, les culs-de-sac et les parois du vagin, à l'aide d'un pinceau ou d'un tampon de ouate, trempé dans la solution, et qu'on laisse à demeure.

Pendant la deuxième période, le spéculum est inutile ; introduire directement le tampon, en ayant soin de le mettre en contact avec toute la muqueuse du vagin et de la vulve, et de répéter les applications jusqu'à ce que l'insensibilité soit obtenue.

Auvard.

Solution d'antipyrine pour injections hypodermiques :

Antipyrine......................... 5 grammes.
Chlorhydrate de cocaïne.......... 10 centigr.
Eau............................... 20 grammess

Chez certaines femmes, particulièrement impressionnables, l'administration de l'antipyrine, pendant le travail semble produire un soulagement réel, mais le plus souvent léger, dû soit à l'action propre du médicament, soit plutôt à l'influence morale et suggestive de l'injection hypodermique; cependant son heureuse influence sur les douleurs de l'accouchement doit être considérée comme inconstante, et on ne peut le mettre en parallèle avec le chloral ou le chloroforme à dose obstétricale, dont la puissance anesthésique est incontestable.

DOULEURS PELVIENNES.

Jules Chéron.

Les douleurs pelviennes, en cas de *métrite*, de *salpingo-ovarite*, de *cellulite pelvienne*, de *pelvipéritonite*, prennent une acuité d'autant plus grande que la malade est plus nettement rhumatisante. On voit même des femmes qui présentent après la ménopause tous les symptômes douloureux des affections utérines, qui accusent de vives douleurs dans la région lombo-sacrée et dans le ventre et qui ont simplement, à l'occasion d'un refroidissement, une poussée de névralgie lombo-abdominale, sans aucune lésion des organes génitaux; en examinant et en interrogeant ces malades, il est facile de se rendre compte que ce sont des rhumatissantes plus ou moins franches.

On comprend l'utilité de la salicine contre les douleurs pelviennes.

La dose sera de 1 gramme par jour, en trois fois.

Salicine...................... 4 grammes

en 12 cachets.

Prendre trois de ces cachets, par jour, matin, midi et soir ; après chaque cachet, boire quelques gorgées d'eau.

Faire prendre le médicament, dès qu'il se produit une recrudescence des douleurs et il est rare qu'en quelques jours elles ne soient pas calmées au point de devenir très tolérables. Cesser alors la salicine, pour la reprendre, au besoin, quelque temps après.

Les *douleurs erratiques des membres*, les *douleurs dans le dos*, les *migraines* qui accompagnent si souvent les douleurs pelviennes chez les rhumatisantes cèdent, en même temps que ces dernières, sous l'influence de la salicine.

DYSMÉNORRHÉE

G. Sée.

Contre la *dysménorrhée membraneuse*, quand au moment des règles, il y a des douleurs vives, donner au début l'antipyrine de 2 à 4 gr. par jour.

H. Huchard.

Contre les *douleurs dysménorrhéiques* :

Teinture de *Piscidia erythrina*.. ⎫
Teint. de *Viburnum prunifolium*. ⎰ āā 10 grammes

Prendre 20 gouttes, quatre à cinq fois par jour.

Le *Piscidia erythrina* est doué de propriétés anti-névralgiques. Le *Viburnum prunifolium* est un anti-spasmodique analogue à la valériane et un modérateur du pouvoir excito-moteur de la moelle, dont la sphère d'action semble se localiser sur l'appareil utéro-ovarien.

Quand les douleurs dysménorrhéiques s'accompagnent de *ménorrhagie*, associer au viburnum l'*Hydratis canadensis*, qui jouit de propriétés vaso-constrictives assez analogues à celles de l'ergot de seigle et du sulfate de quinine.

Teint. de *Viburnum prunifolium*.. ⎫
Teint. d'*hydrastis canadensis*.. ⎰ āā 10 grammes

Prendre vingt gouttes, quatre à cinq fois par jour.

Sous le nom de *sédatif utérin*, on a prescrit la potion suivante :

| Teint. de *Viburnum*.. | 20 gtt. | Sirop de sucre... | 15 gr. |
| Élixir de Garus... | 15 gr. | Eau............... | 30 — |

Une cuillerée à soupe, toutes les demi-heures ou toutes les heures.

J. Chéron

Injection dans la paroi abdominale ou dans la masse sacro-lombaire avec :

Acide phénique neigeux........ 2 gr.
Eau stérilisée.................. 100 gr.

4.

Faire une injection de 5 gr. dès que les règles s'annoncent, la répéter au besoin 2 à 3 fois dans la journée.

La dysménorrhée chez les jeunes filles est presque toujours due à une double cause :

1º à l'étroitesse de l'orifice externe du col, lésion mécanique contre laquelle nous sommes désarmés ;

Et surtout 2º à la congestion chronique de l'utérus, qui en boursouflant et en tuméfiant la muqueuse du canal cervical applique les deux faces de cette mu queuse l'une contre l'autre et rétrécit encore davantage la filière par laquelle doit passer le sang menstruel.

Le massage de la région lombo-sacrée étant la méthode la plus rapide et la plus efficace pour combattre la congestion utérine, la décongestion produite par ce massage étant plus durable que celle qu'on obtient par l'hydrothérapie et par les bains stimulants, il est rationnel d'utiliser cette notion dans la dysménorrhée des jeunes filles.

Faire le massage de la région lombo-sacrée suivant la technique habituelle : frictions, pressions, pétrissage, hachures, tapotements, etc... une fois par jour, dans la période intermenstruelle.

Si le massage est pratiqué régulièrement une quinzaine de fois avant les époques, on voit presque toujours les règles surprendre les malades et l'écoulement s'établir d'emblée sans grandes douleurs, alors qu'auparavant il y avait deux ou trois jours de douleurs extrêmement pénibles avant l'apparition de l'écoulement menstruel. C'est que la malade n'a plus d'autre cause de dysménorrhée que l'étroitesse de l'orifice externe ; le canal cervical est devenu perméable par la suppression de la congestion et l'obstacle n'a plus qu'une étendue très restreinte par rapport à ce qu'il était au commencement du traitement. Dès lors, les douleurs sont réduites au minimum.

ECLAMPSIE DE LA GROSSESSE.

Tarnier.

TRAITEMENT MÉDICAL. — 1º La femme est albuminurique. Ce symptôme traduit un état anormal du rein, qui place l'organisme en imminence d'intoxication ; il faut la prévenir et employer pour cela le régime lacté absolu.

1er jour. 1 litre de lait. Quelques aliments.
2e jour. 2 litres de lait. Quelques aliments.
3e jour. 3 litres de lait. Peu d'aliments.
4e jour. 4 litres de lait sans autre aliment.

Quelques antiseptiques à l'intérieur, tels que charbon, naphtol 6, de légères purgations répétées tous les 4 ou 5 jours.

2º La femme présente des prodromes : celle-là est déjà intoxiquée. Il faut ici, outre l'empoisonnement du sang, prévenir les crises éclamptiques. Si la femme est vigoureuse, pléthorique, on pourra pratiquer une petite saignée, 3 ou 400 grammes, on donnera un lavement purgatif, qui joue le rôle d'une saignée séreuse.

3º La femme est en attaques. L'anesthésie s'impose, nous avons deux agents très efficaces à notre disposition ; le chloroforme et le chloral. Leur indication est un peu différente en raison de leur façon d'agir.

Le chloroforme sera préféré pour une intervention immédiate, il combat la convulsion, permet de gagner du temps en attendant que le chloral agisse. Il peut être donné pendant longtemps sans inconvénient, comme si les femmes en couches étaient douées d'une tolérance particulière. On maintiendra la femme dans le calme, quitte à augmenter un peu la dose dès qu'on verra l'excitation revenir.

Le chloral sera administré par la bouche ou le rectum de préférence; on donne ainsi jusqu'à 12 et 16 grammes de chloral en lavement dans les 24 heures.

TRAITEMENT OBSTÉTRICAL. — Accouchement prématuré :

1° si la grossesse a atteint la fin du 8e mois;

2° si l'albuminurie est parvenue à un haut degré d'intensité ou si la malade ressent quelque signe précurseur de l'éclampsie;

3° si la femme est primipare ou si elle a été atteinte d'éclampsie, lors d'un accouchement précédent;

4° si la saignée et le traitement médical ont été inefficaces.

Charpentier.

TRAITEMENT PRÉVENTIF. — Régime lacté absolu, continué au besoin pendant des semaines et des mois ; antisepsie intestinale; saignée générale de 300 à 400 gr.

TRAITEMENT CURATIF. — Saignée modérée, 200 à 300 gr au plus; pratiquer la saignée au pli du coude, rejeter les saignées exagérées. Chloroforme, chloral à doses élevées en lavement.

Chloral	4 gr.
Mucilage de coings	60 gr.

Purgatifs, vomitifs, révulsifs.

TRAITEMENT OBSTÉTRICAL. — Terminer l'accouchement, soit par le forceps, soit par la version, toutes les fois que le col sera dilaté ou dilatable. Rejeter l'accouchement prématuré artificiel, et à plus forte raison l'accouchement forcé. Dans quelques cas exceptionnels, débrider le col, si l'enfant est vivant et si les attaques continuent avec violence.

Bar.

Bains prolongés : ils sont indiqués surtout quand il y a de l'anurie.

Si on pouvait, à l'aide des bains, franchir les 24 ou 36 heures nécessaires pour que la malade, devenue capable de s'alimenter, la charge rénale devienne suffisante et que la filtration se fasse, ils rendraient de grands services.

ENDOMÉTRITE.

Tarnier.

PENDANT LA GROSSESSE. — Si l'hydrorrhée apparaît comme symptôme d'endométrite, il faudra seulement conseiller le repos et l'antiseptie. L'administration du laudanum n'est utile que lorsque de réelles hémorrhagies et surtout des contractions utérines douloureuses se produisent.

AU MOMENT DE L'ACCOUCHEMENT ET DE LA DÉLIVRANCE. — On se comportera comme d'habitude en présence des adhérences anormales des membranes et du placenta.

PENDANT LES SUITES DE COUCHES. — Si des lambeaux de caduque sont restés dans l'utérus, il faudra redoubler de précautions antiseptiques. Les injections intra-utérines rendront de grands services. Elles seront aussi un moyen curatif efficace lorsque des accidents infectieux auront pris naissance. Si elles sont insuffisantes à les faire disparaître, il ne faudra pas hésiter à pratiquer le curettage de l'utérus suivant les procédés ordinaires.

Ledentu.

Deux opérations rivales sont en présence, le *curettage* et la *cautérisation au chlorure de zinc*.

La première échoue dans un certain nombre de cas, mais, grâce aux précautions antiseptiques, elle ne donne lieu ni à de la fièvre, ni à des douleurs post-opératoires sérieuses, ni à des complications inflammatoires. Si la dilatation qui précède l'action opératoire est douloureuse, elle ne l'est certes pas plus que la cautérisation au chlorure de zinc ; parfois même elle n'occasionne pas de souffrance du tout.

Par contre, la cautérisation au chlorure de zinc cause, à presque toutes les malades, de la fièvre et de vives souffrances pendant la période d'action du caustique, de plus l'actrésie ou l'oblitération du col a été la conséquence du traitement.

La conclusion paraît donc facile à tirer de cette comparaison. La cautérisation au chlorure de zinc au moyen du cylindre de pâte de Canquoin doit être absolument proscrite, parce qu'elle expose à l'atrésie et que, par l'énergie inutile de son action, elle compromet l'avenir fonctionnel de l'utérus.

Même sous la forme atténuée que recommande M. Polaillon, et avec les restrictions qu'il a adoptées dans l'emploi du crayon de chlorure de zinc (emploi de petites flèches enduites de collodion dans toute la portion qui doit rester en contact avec la muqueuse du col, application de la méthode seulement aux femmes qui ont passé l'âge de la parturition), la cautérisation avec de la pâte de Canquoin semble ou insuffisante ou encore dangereuse, insuffisante, parceque son action reste trop superficielle, dangereuse, parce qu'elle porte spécialement sur l'orifice interne, qui est la portion la plus resserrée du canal, et que c'est justement là le point d'élection des rétrécissements.

Les caustiques liquides, mis en contact avec la face interne de l'utérus fraîchement raclée, sont évidemment beaucoup moins à redouter ; ils ne sont pas appelés à agir alors comme moyens destructeurs ; quant au procédé de M. Thierry (de Rouen) qui consiste à n'introduire la pâte de Canquoin que dans le corps de l'utérus, il émane d'une idée juste, à savoir que l'action du caustique sur la cavité du corps est moins dangereuse que sur celle du col ; mais comment peut-on être certain que l'orifice interne ne se sera pas atteint dans sa partie supérieure ? Alors le rétrécissement n'est-il pas tout aussi probable que si le caustique avait agi de bas en haut ?

Comme agents irritants et modificateurs, ce qui est tout autre chose, leur action est complémentaire de celle du raclage, et le soin qu'on prend de faire une injection intra-utérine, aussitôt après leur application, est une garantie de grande valeur contre la sténose possible.

Dumontpallier et Polaillon.

La cautérisation intra utérine avec le chlorure de zinc donne les meilleurs résultats.

Pour préparer la pâte, triturer, dans un mortier de porcelaine, 20 grammes de chlorure de zinc sec, que l'on réduit en poussière impalpable au moyen du pilon; ajouter goutte à goutte un peu d'eau, de façon à donner au mélange la consistance sirupeuse, puis, peu à peu, laisser tomber dans le mastic, 40 gr. de farine de seigle et agiter sans cesse, de façon à obtenir une pâte homogène; cette pâte doit avoir la consistance du mastic de vitrier. Alors diviser le tout en petites masses du poids de 4 grammes.

Le point capital est la dimension à donner à la tige de chlorure de zinc, que Dumontpallier appelle *crayon* et Polaillon *flèche*. Sa longueur est facile à déterminer, c'est la longueur de la cavité utérine mesurée à l'hystéromètre; mais sa grosseur est d'une appréciation délicate. Si l'utérus est tuméfié et le col obstrué par un bouchon gélatineux, employer les tiges les plus grosses, mais dont le diamètre n'excède jamais 4 à 5 millimètres. Si l'utérus est petit et l'orifice du col étroit, se servir des tiges les plus minces, de 2 à 2 millimètres et demi.

Les crayons sont soumis à l'étuve pour perdre leur mollesse et prendre une élasticité qui permette de les infléchir sans les briser.

Manuel opératoire. — Ainsi préparés, assez souples pour suivre la courbure de la cavité cervico-utérine et assez résistants pour ne pas s'incurver sur eux-mêmes pendant l'introduction, les crayons pénètrent facilement dans le canal, quelle que soit sa direction.

Aussitôt le crayon introduit, l'utérus se contracte et étale le caustique sur toute l'étendue de la cavité.

L'action du chlorure de zinc est immédiate. Les écoulements sanguins, purulents, ou muco-purulents sont arrêtés.

Le lendemain, enlever le tampon vaginal et faire une copieuse injection antiseptique. Il se forme, en effet, autour de l'eschare, une plaie qui suppure un peu et qu'il faut prémunir contre toute contamination septique.

L'eschare s'élimine entre le quatrième et le douzième jour, soit par fragments, soit en bloc ; elle est formée par une partie périphérique homogène en forme de coque et par une cavité centrale ; son diamètre est généralement quatre ou cinq fois plus étendu que celui du crayon ; son épaisseur et sa consistance sont plus considréables au niveau du col qu'au niveau du fond de l'utérus. Cela signifie qu'avec un crayon d'un calibre uniforme, la cautérisation peut être trop énergique dans les points rétrécis du canal cervico-utérin et trop faible dans les points élargis. Pour obvier à cet inconvénient, employer une flèche très mince et très longue, trop longue pour le diamètre vertical de l'utérus. En la poussant, cette flèche vient buter contre le fond de la cavité utérine, puis se recourber en S dans cet espace. Grâce à cet artifice, on introduit une masse de caustique plus grande, précisément dans la région où la cautérisation pourrait être insuffisante.

Suites de l'opération. — Les suites de l'opération sont d'une grande bénignité : il n'y a pas de complication inflammatoire périutérine ; la douleur consécutive est nulle ou très modérée ; il n'y a aucune réaction fébrile.

Pour éviter la périmétrite ou la pelvi-péritonite, confiner les opérées au lit pendant trois jours, puis sur la chaise longue pendant cinq ou six jours, jusqu'à ce que l'eschare soit tombée.

Pour éviter l'atrésie, et s'il y a production exagérée de bourgeons charnus, pour en prévenir l'accollement, recourir aux soins suivants, après la chute de l'eschare : tous les deux jours, pendant une dizaine de jours, cathétériser la malade avec les numéros 18 à 25 de la filière Charrière et faire suivre le cathétérisme d'une cautérisation avec solution de nitrate d'argent à 1/15.

Le plus souvent, au bout de trois semaines, la guérison est obtenue.

Lorsqu'on fait un examen, vers le quinzième jour, on trouve en général l'utérus indolent, mobile, revenu à son volume normal. Si, au contraire, vers le quinzième jour, l'utérus reste douloureux, si les sécrétions sanguines ou muco-purulentes continuent, procéder à une nouvelle cautérisation avec le chlorure de zinc. Mieux vaut faire deux cautérisations successives qu'une seule cautérisation qui dépasserait le but.

La muqueuse utérine est reconstituée à bref délai, l'écoulement mensuel revient le plus souvent cinq à six semaines après l'opération et la grossesse a été constatée chez plusieurs opérées.

Aucun autre procédé de traitement ne donne de meilleurs résultats. Les injections antiseptiques ou légèrement caustiques échouent ; elles agissent trop superficiellement. L'écouvillonage, plus utile, est encore trop faible, quand les lésions sont avancées. Le crayon de nitrate d'argent qu'on glisse dans la cavité, la galvano-caustique ont souvent échoué. Le curetage nécessite presque toujours la chloroformisation ; il fait perdre beaucoup de sang à des malades déjà affaiblies ; il échoue souvent, parce que la curette n'atteint pas toutes les parties de la muqueuse et la récidive est fréquente.

Il faut donc préférer le chlorure de zinc.

INDICATIONS. — En général, toutes les *endomé-*

trites, toutes les *hémorragies utérines*, à l'exception de celles consécutives aux accouchements ou aux gros myomes, sont justiciables du traitement.

Les *métrites parenchymateuses* sont aussi avantageusement modifiées ; il en sera de même du *gigantisme utérin*, au moins à son début, mais le traitement sera long.

Quand les pertes de sang ou d'autres accidents conduisent à penser à des opérations graves, cautériser d'abord avec le crayon, de manière à obtenir le retrait et l'oblitération de la cavité.

Employer largement les crayons après la ménopause, et en être très réservé chez les jeunes femmes. Cependant il ne faut pas accuser le traitement de produire la stérilité ; elle tient à la maladie.

La cautérisation est indiquée dans la *métrite blennorrhagique* ou *infectieuse*.

Contre indications. — La *métrite aiguë simple* est une contre indication.

Une *ovarite* ou *ovaro-salpingite* sont des causes d'échec.

F. Terrier.

Dans le cas d'endométrite légère, alors que l'exploration directe de la cavité utérine et la dilatation ne sont point nécessaires, l'application de crayons médicamenteux amène rapidement la guérison.

Se servir, dans ce but, des crayons suivants :

Poudre d'iodoforme. 10 gr.	Glycérine.........	
Gomme adragante.. 50 c.	Eau distillée.......	Q. S.

Pour 10 crayons. Le volume du crayon est habituellement celui d'un crayon au nitrate d'argent.

On peut se servir de résorcine ou de salol, à la

place d'iodoforme, en les employant à la même dose.

Si l'on veut avoir recours au sublimé, employer :

Sublimé..............	50 c.	Glycérine..........		
Poudre de talc.......	25 gr.	Eau...............	}	Q.S.
Gomme adragante..	1gr,50			

Pour cinquante crayons.

Laver le vagin et désinfecter la cavité de l'utérus au moyen de ouate imbibée d'une solution de sublimé à 1 p. 100. Introduire les crayons dans l'utérus et les maintenir, au moyen de tampons de ouate iodoformée ou salolée, qui remplissent le vagin.

Terrillon.

I. TRAITEMENT INTERNE. — Ne pas y compter.

II. TRAITEMENT EXTERNE. — Ne chercher d'amélioration que par l'application *in situ* de substances médicamenteuses appropriées. Employer de préférence le perchlorure de fer, à cause de son maniement facile. Avant de faire la cautérisation avec le perchlorure, débarrasser la cavité utérine du sang et des caillots. De plus, ne pas laisser d'excès de liquide et protéger les parties voisines contre l'action du caustique.

Doléris.

Faut-il accepter qu'il est indifférent de détruire la muqueuse malade avec un instrument forcément limité dans son action, la curette, ou avec un caustique violent ? « Des deux façons on guérit, disent les adversaires de l'instrument ; le choix est donc indifférent » ; et il se trouve des chirurgiens pour accepter qu'il y a parité dans les effets obtenus. Cet éclectisme est commode, mais il n'est pas scientifique.

En effet, sans sa muqueuse, l'utérus n'est rien. C'est la muqueuse qui constitue l'organe essentiel de la nidation et de la nutrition de l'embryon.

Elle est la *matrice* véritablement.

Son élément noble est la cellule deciduale et si l'on voulait réduire la muqueuse utérine à un schéma, c'est par la cellule déciduale qu'il la faudrait représenter. Elle élabore les premiers aliments destinés à l'embryon, et, si j'en crois mes recherches personnelles sur la caduque humaine, c'est elle qui, par ses transformations diverses, constitue, par fusionnement, le réseau néovasculaire du placenta définitif. *Détruire la muqueuse dans son épaisseur entière, c'est détruire irrémédiablement la fonction* ; or, les caustiques violents, à demeure dans la cavité utérine, donnent ce résultat malheureusement trop souvent.

Sous prétexte de réaction contre le curettage, on a vu récemment réapparaître l'usage du chlorure de zinc, il faudrait dire l'abus ; et outre les accidents, on a noté des faits nombreux de disparition de la fonction menstruelle, d'atrésie excessive du conduit utérin, et même de dystocie grave. Celui qui met au contact de la muqueuse utérine un caustique violent doit savoir qu'il risque de ne laisser point trace d'éléments vivants de cette muqueuse, et qu'une cicatrice fibreuse rétractile, tissu mort pour la fonction, stérile par conséquent, remplacera une muqueuse malade, il est vrai, mais toujours vivante.

Au contraire, la curette qui abrase la même muqueuse laisse persister et vivre des parcelles du germe, des culs de sac glandulaires logés entre les faisceaux superficiels de la musculeuse. Le lavage antiseptique de la surface abrasée suffira à assainir ces vestiges sans les détruire. Il reste là, comme après la déhiscence de l'œuf dans l'accouchement, la graine nécessaire et suffisante à la restauration d'une nouvelle muqueuse.

Entre ces deux procédés, il ne faut donc pas dire qu'il y a parité, puis qu'en résumé l'un c'est la vie persistante, l'autre c'est la mort de l'organe dans sa fonction unique. Lorsque, malgré tout, le praticien choisit l'un ou l'autre des procédés, il est bon qu'il sache au juste ce qu'il choisit.

Le traitement et la guérison de l'endométrite sont, lorsque le traitement local est institué à temps, le signal de la guérison des diverses autres lésions de la métrite, sauf cependant les adhérences de la pelvi-péritonite chronique invétérée.

ENFONCEMENTS ET FRACTURES DU CRANE CHEZ LE FŒTUS.

Boissard.

Inciser le cuir chevelu, au niveau de la suture fronto-pariétale, faire une boutonnière à la lame fibreuse qui réunit le frontal au pariétal et introduisant par cette ouverture une sonde cannelée légèrement recourbée, atteindre, en rasant la face interne du frontal, la partie déprimée, qu'on relève progressivement. A peine l'enfoncement a-t-il disparu que l'enfant respire.

ÉPITHÉLIOMA DU VAGIN

J. Chéron.

Eau.. 200 gr.
Carbonate de potasse....................... 18 gr.
Laudanum de Sydenham..................... 5 gr.

Mêlez. — Faire, matin et soir, une injection tiède avec 1 litre d'eau additionné de 2 à 3 cuillerées de la solution ci-dessus.

EROSIONS DU COL DE L'UTÉRUS

Doleris.

Le traitement doit viser :
1° L'érosion simple,
2° L'érosion secondaire,
3° Les cols non érodés, mais anciennement malades et sur lesquels s'est effectué déjà le travail de cicatrisation.

Les cautérisations présentent l'inconvénient de favoriser et de hâter la cicatrisation superficielle des orifices glandulaires et des espaces situés entre ces orifices. Il vaut mieux un traitement antiseptique anodin, qui laisse le champ libre à la réparation spontanée : les tampons de glycérine rendue antiseptique par l'iodoforme ou par tout autre substance, les injections, etc.

Le cautère actuel guérit plus sûrement, parce qu'il détruit tout ; mais, outre qu'il est dangereux, il offre le grave inconvénient d'enlever presque à coup sûr à la malade, toute aptitude à la fécondation.

Les érosions secondaires, de même que les cols volumineux déformés, cicatriciels, hypertrophiés, etc., avec dégénérescence kystique des glandes, ne sont susceptibles de guérison que par les moyens chirurgicaux, plastiques ou mixtes, c'est-à-dire par les moyens qui impliquent l'ablation de la partie malade et la restauration de la forme.

EXCORIATIONS DU MAMELON

Pinard.

Mettre sur les excoriations des compresses imbibées de la solution suivante :

Acide borique........................ 6 gr.
Eau distillée........................ 300 gr.

Recouvrir les compresses d'un taffetas gommé.

FIBROMES UTÉRINS

Tillaux.

TRAITEMENT MÉDICAL. — Contre les hémorrhagies : glace sur le ventre, injections chaudes, ergotine, tamponnement.

Contre les douleurs : opium.

Contre les phénomènes de compression : coucher la malade, la tête renversée, le bassin fortement incliné.

Hydrothérapie, Saison a Salins, ou à Salles-de-Béarn.

TRAITEMENT ÉLECTRIQUE. — Courants continus. Introduire un excitateur dans le vagin jusqu'au col utérin et même dans l'utérus. Appliquer sur le ventre la plaque qui forme l'autre pôle. Intervertir les courants pour éviter la production des eschares.

TRAITEMENT CHIRURGICAL. — La gravité de l'*hystérectomie* tend à devenir moindre, aujourd'hui que l'on commence à avoir une certaine habitude de la pratiquer.

La *castration* est possible dans certains cas ; mais, il y en a d'autres où l'ovaire ne peut être trouvé. On ne peut donc pas dire qu'elle est toujours plus aisée que l'hystérectomie. La castration n'atteint pas à coup sûr son but et ne peut parer aux phénomènes de compression et de douleur. Il faudrait être certain que sous son influence les fibromes diminuent toujours de volume.

Réserver l'ablation des ovaires pour les fibromes utérins avec hémorrhagie, sans phénomènes de compression, sans douleur.

Lucas-Championnière.

I. Traitement chirurgical. — En principe, l'opération est la seule intervention qui mérite le nom de *radicale*. Toutes les fois que, chez une jeune femme, le corps fibreux est très gros, et donne lieu à des accidents sérieux, douleurs, hémorrhagies, etc..., c'est à *l'hystérectomie* ou à *l'ablation ds ovaires* qu'il faut s'adresser, suivant les circonstances.

La destruction des tumeurs par les cautères, les serre-nœuds, est une pratique mauvaise, à cause des hémorrhagies.

La section multiple, le morcellement du fibrome est préférable : couper ces tumeurs avec des ciseaux, et les enlever par morceaux. On triomphe facilement de l'hémorrhagie par le tamponnement antiseptique. On évite l'infection de la plaie, quand on a affaire à une tumeur ulcérée et en putréfaction, avec un tamponnement renouvelé au bout de huit jours, s'il y a lieu.

La *laparotomie* est seule efficace; toutefois, il ne faut pas procéder à l'opération avant d'avoir, par une bonne hygiène, assuré la régularisation des époques menstruelles, et employé la révulsion : vésicatoires, pointes de feu, souverains quelquefois contre la douleur. Pour la laparotomie, on devrait mutiler moins souvent qu'on ne le fait. Quelquefois on doit se contenter de détruire les adhérences ; d'autres fois, d'enlever les annexes d'un côté seulement ; mais dans le plus grand nombre des cas, aujourd'hui où l'on n'intervient que très tard, il y a lieu de faire l'ablation bilatérale des annexes.

II. TRAITEMENT ÉLECTRIQUE. — L'électricité est indiquée, chez les femmes dont l'âge est voisin de celui de la ménopause, chez celles qui offrent des accidents de médiocre intensité, sans augmentation notable du volume des tumeurs, chez celles enfin qui sont inopérables.

Comme excitateur utérin, se servir d'olives ou d'index en platine, portés sur une tige isolée et malléable, pour pouvoir lui donner la courbure nécessaire.

Comme électrode, préférer l'électrode en étain recouverte d'amadou et de peau de chamois ou un gâteau de terre glaise.

Au lieu de pénétrer dans la matrice, appliquer l'électrode dans la cavité du col, ou même la mettre simplement en contact avec cet organe. Ne pas dépasser 70 milli-ampères, — généralement 50 à 60.

Les séances ont une durée de cinq à douze minutes. Une pratique importante, c'est le renversement des pôles, dont les effets sont immédiats. Le grand mérite de cette méthode est d'atténuer les symptômes. Le résultat n'est, du reste, obtenu que progressivement ; aussi, est-il nécessaire de prolonger le traitement, qui est fastidieux et exige beaucoup de patience de part et d'autre ; il ne doit être interrompu que momentanément, sous peine de voir la tumeur reparaître avec ses accidents.

Avec des intensités électriques modérées. qui ne sont nullement dangereuses, on peut obtenir des guérisons symptomatiques satisfaisantes et peut-être des guérisons définitives dans certaines conditions favorables ; en cas d'échec, il est toujours temps de discuter l'intervention chirurgicale.

III. TRAITEMENT MÉDICAL. — Faire prendre le matin, à jeun, 50 centigrammes de poudre de sabine, en une seule fois, et cela pendant plusieurs années, en suspendant l'usage du remède pendant trois semaines, tous les deux mois. Séjour au lit, pendant toute durée des règles.

Cure de six semaines à deux mois, aux eaux thermales chlorurées (Salins et Salies-de-Béarn).

Les douleurs cessent ; le corps fibreux diminue ; les besoins d'uriner s'éloignent ; la constipation disparaît et les menstrues s'établissent régulièrement.

Terrillon.

Si les fibromes sont recouverts par la muqueuse, couper celle-ci pour les décortiquer et les broyer ; s'ils proéminent sans pédicule dans la cavité utérine, les attaquer directement, sans décortication de la muqueuse qui n'existe pour ainsi dire plus. Ce traitement peut rendre service dans les cas d'hémorrhagies ou de douleurs expulsives très vives.

Quant au danger de perforer l'utérus en morcelant la tumeur, il est conjuré par la présence du doigt indicateur, qui guide l'instrument et donne la notion exacte de l'endroit où le chirurgien opère.

Le morcellement est le seul moyen d'attaquer ces tumeurs, qui ne peuvent être enlevées par l'hystérectomie abdominale, à cause de l'impossibilité de pédiculiser une aussi vaste surface.

Terrier.

Après la laparotomie, inciser l'utérus jusqu'au fibrome qu'on enuclée, qu'on enlève ; rejoindre les lèvres de la plaie par des sutures profondes et superficielles ; s'il y a du pus, suturer la poche utérine à la plaie utérine abdominale et traiter cette cavité.

G. Richelot.

L'*électricité* est le meilleur des palliatifs. Elle peut suffire au traitement dans quelques cas. Mais il faut renoncer à tout empirisme et lui chercher des indications précises.

La *castration ovarienne* réussit plus souvent, et réussit définitivement. Mais elle peut avoir des échecs ; bien des cas lui échappent, il est possible de les distinguer ; ne pas l'adopter systématiquement, à la seule condition qu'elle soit possible.

Elle est peu dangereuse. Et d'abord il faut s'arrêter en présence d'annexes trop difficiles ; on peut faire moins ou plus, s'en tenir à une exploration ou faire l'*hystérectomie*. Et puis, songez à ce que deviennent les femmes non traitées. Quand la question d'intervenir se pose, c'est que la tumeur donne signe de vie, c'est qu'elle est en évolution plus ou moins active. Supputez les chances que donnent alors les opérations trop graves et celles qu'aurait données plus tôt une opération presque bénigne. La mortalité infime des laparotomies simples disparaît devant les services que cette opération rend au plus grand nombre.

L'*hystérectomie abdominale* devient elle-même

moins dangereuse. La pratique s'améliore. Il ne faut donc plus arguer des périls de l'hystérectomie pour se détourner d'elle et chercher autre chose à tout prix ; nombre de cas lui appartiennent.

Doléris.

On a vanté le sacrifice des annexes ou de la matrice elle-même, dans les cas de fibromes au début, qui généralement sont caractérisés uniquement par l'hémorrhagie et dans lesquels on ne peut que suspecter une évolution fibroïde.

L'examen patient et direct, uni à la mise en pratique des petits procédés de la chirurgie, suffit parfois à éviter de tels sacrifices, irréparables autant que fâcheux chez les jeunes femmes.

Par la dilatation progressive, qui s'obtient avec les tentes, et qui, au bout de vingt-quatre à trente-six heures, permet déjà le toucher intra-utérin et rend la paroi utérine aussi accessible à la palpation que peut l'être une membrane souple et amincie, on peut arriver à découvrir aisément l'existence des fibromes souvent très petits et non soupçonnés. On peut pratiquer ainsi, par une intervention rapide et précoce, l'énucléation de fibromes inclus profondément dans les parois utérines.

La dilatation large et progressive par les tentes rend saillantes ces différentes tumeurs et leur ablation par la voie intra-utérine est le plus souvent très aisée.

Ce qui manque le plus aux gynécologues modernes, habiles dans les grandes pratiques chirurgicales, c'est un peu de patience et le goût du retour à ce qu'avait de bon la vieille gynécologie.

Le traitement du pédicule simplifié extra-péritonéal, dans l'*hystérectomie abdominale*, supprime presque entièrement les ennuis qu'on avait autrefois avec les larges pédicules, suppuration et sphacèle prolongé, tractions pénibles, etc.

Les modifications avantageuses sont :

1º l'évidement du pédicule, jusqu'à n'avoir plus qu'une sorte de collerette membraneuse, un cône, dont le sommet, effilé de plus en plus au fur et à mesure de l'évidement, redescend dans la plaie abdominale assez pour diminuer les tractions.

2º La cautérisation au fer rouge de cette collerette jusqu'à obtenir une feuille de parchemin épais.

3º La suture des bords de ce pédicule lamellaire, à la soie, de façon à le ficeler nombre de fois, à la manière d'un bouchon de vin de champagne.

Ainsi réduit à la grosseur d'un petit marron dur, les broches ne peuvent plus le déchirer par l'excès de la traction.

4º Au huitième ou au dixième jour, on retire les broches et on laisse le pédicule descendre dans le ventre, après résection de la partie extrême, ficelée.

5º Vers le douzième jour, on sectionne le lien en caoutchouc dans la profondeur de la plaie, en attirant un peu le moignon descendu, ce qui est toujours très aisé, si on a conservé un fil sur le caoutchouc pour le ramener à l'extérieur.

6º On laisse enfin s'éliminer les débris sphacélés peu abondants, ce qui n'empêche pas de pratiquer sur l'ouverture abdominale deux à trois points de sutures profondes, en ménageant, au milieu, la place d'un drain.

Le bourgeonnement se fait rapidement et on peut dire qu'un mois suffit presque à sa terminaison. Dès le dixième jour, la plaie n'a plus l'aspect d'une plaie d'hystérectomie, mais plutôt celui d'une section abdominale ordinaire, avec un petit pertuis linéaire à l'angle inférieur.

7° Les poudres antiseptiques ne sont nécessaires qu'en petite quantité, grâce à la siccité du moignon rôti par le cautère.

Quénu.

TRAITEMENT ÉLECTRIQUE. — L'électricité est un bon traitement palliatif.

Mais il est difficile de dire quand l'électricité est indiquée. Le siège du fibrome ne suffit pas : l'absence ou la présence de lésions des annexes n'est pas toujours facile à reconnaître.

Appliquer l'électricité, dans les cas où l'opération n'est pas possible, à cause des symptômes présentés par la tumeur, des accidents qu'elle provoque et du mauvais état général de la malade.

TRAITEMENT CHIRURGICAL. — Si le fibrome siège à la paroi postérieure de l'utérus, sectionner l'utérus selon le plan antero postérieur, présenté par le centre de l'organe ; il se forme deux valves que les ligaments larges attirent latéralement et qui débarrassent le champ opératoire. On n'a qu'une perte de sang très minime et l'on peut de suite agir dans le cul-de-sac de Douglas.

Ce procédé opératoire spécial est très utile, quand il y a des tumeurs solides à extirper.

Routier.

On a cité des guérisons de fibromes qui, en réalité, n'étaient pas des fibromes. Il faut distinguer :

1° Les *fibromes ultra-ombilicaux*, accompagnés de troubles de compression avec ou sans hémorrhagies. Le fibrome très gros remonte au-dessus de l'ombilic, pousse des prolongements dans le petit bassin et produit des phénomènes de compression.

L'hystérectomie abdominale avec pédicule externe est l'opération qui convient.

Supprimer les broches à demeure, saisir le tout dans une anse élastique, ou lier les annexes à part, cautériser la muqueuse, puis faire la suture en surjet, bourrer de gaze iodoformée le sillon qui entoure le pédicule : ce pédicule devient dur, sonore. L'enlever avec des ciseaux, vers la troisième semaine.

Rejeter le procédé du pédicule externe, par crainte de l'hémorrhagie, au cas où il serait trop serré, et du sphacéle, dans le cas contraire.

Si le fibrome volumineux a la forme de l'utérus, si la cavité utérine est grande, si l'on n'a pas la main forcée par les accidents, faire la *castration*. En 2 ou 3 semaines, la tumeur se cachera derrière le pubis.

Quelquefois la tumeur diminue et fond.

2° Les *fibromes hémorrhagiques* : le symptôme prédominant est la métrorrhagie.

La *castration* est l'opération de choix. Sectionner le pédicule et lier avec de la soie.

3° Les *fibromes non douloureux et non hémorrhagiques*. Les toniques, le fer, les bains salés, l'ergotine au moment des règles suffisent. Certaines femmes mêmes sont si peu gênées par leurs fibromes qu'il leur suffit de ne pas se fatiguer au moment des règles.

Aucune méthode n'est universelle et aux divers cas correspondent des indications différentes.

Appliquer avec réserve le traitement électrique.

J. Cheron.

Friction, matin et soir, sur les reins avec:

    Chloroforme...................... 10 gr.
    Ether............................ 25 gr.
    Alcool camphré.................. 90 gr.

Dujardin-Beaumetz.

    Ergotine......................... 0 gr. 50
    Beurre de cacao.................. 5 gr.

Pour un suppositoire.

FIBRO-MYOMES

Terrillon.

On obtient d'excellents résultats par la méthode de traitement du pédicule dans l'hystérectomie avec pédicule externe, et par celle de l'abandon du pédicule dans l'abdomen après ligature élastique. Il ne s'agit ici, bien entendu, que des ablations sus-vaginales de l'utérus pour fibro-myomes avec ouverture de la cavité utérine.

I. *Hystérectomie sus-vaginale avec pédicule externe.* Supprimer toute suture séro-séreuse du pédicule éomme constituant un temps opératoire long et inutile, se contenter de réaliser l'obturation cherchée en serrant fortement le dernier fil de suture de la paroi abdominable, le pédicule se trouve suffisamment embrassé par la boutonnière pariétable ; au bout de quelques heures, l'agglutination des surfaces est faite.

La manœuvre de Schrœder prolonge en effet l'opération, multiplie les manipulations du péritoine et peut provoquer un abondant épanchement de sang qu'il est impossible de surveiller.

Pour maintenir le caoutchouc, supprimer tout instrument spécial, plus ou moins compliqué, susceptible de soulever le pansement et d'ouvrir la porte à l'infection. Saisir les deux chefs entre-croisés de la ligature élastique fortement tendue avec une pince à clamp ordinaire, celle qui sert à fixer et à couper les ligaments larges. Lorsque le pédicule est préparé et prêt à être fixé, poser au-delà de la pince, sur les fils de caoutchouc entre-croisés, une forte ligature avec un cordonnet de soie. Un double nœud, solidement serré, arrête cette anse de fil, les deux chefs sont ensuite coupés près de la ligature. Comme lien élastique, abandonner les tubes pleins qui cassent spontanément deux ou trois jours après leur application et se servir comme caoutchouc d'une sonde en caoutchouc rouge de Nélaton, n° 14 ou 15 de la filière.

Pour cela, détruire le vernis qui se trouve à sa surface par l'immersion prolongée dans le permanganate de potasse, puis laver la sonde à l'eau bouillie et au savon. Enfin la plonger dans un tube contenant une solution de sublimé à 2/100 et la porter pendant vingt minutes à l'autoclave à une température de 130 degrés.

Désécher le pédicule et son pourtour. Ce désséchement s'obtient en recouvrant la surface du pédicule d'un mélange formé de :

Tannin réduit en poudre fine...3 parties.
Idoforme.............. 1 ou 2 parties.

Avoir soin de faire pénétrer cette poudre entre la plaie abdominale et la base du pédicule avant de serrer la ligature de la boutonnière abdominale.

Continuer l'usage de cette poudre tous les 4 ou

5 jours, tant que durera le traitement du pédicule
et lorsque, vers le 12e jour, on le coupera, on en remplira la cavité résultant de l'enfoncement du moignon. On renouvelle la poudre tous les quatre à
cinq jours.

II. — *Hystérectomie sus-vaginale avec pédicule
rentré dans l'abdomen. Ligature en caoutchouc
ou ligature perdue.* Le principe de la méthode
consiste à obtenir, après l'ablation de la tumeur
fibreuse, un pédicule assez mince et résistant pour
qu'on puisse appliquer une ligature élastique cir-
culaire empêchant toute perméabilité des vaisseaux
sanguins. Lorsque le pédicule est trop gros, on
peut l'éviter en enlevant une certaine quantité du
tissu qui entoure la cavité utérine, de façon à pouvoir appliquer la ligature avec chance qu'elle agisse
bien. L'évidement doit être limité ; sinon, on s'exposerait à avoir un moignon conique qui permettrait
à la ligature de glisser.

On prendra la précaution, lorsque le col utérin
doit être coupé très près des culs-de-sac vaginaux,
de ne pas emprisonner le cul-de-sac supérieur de
la vessie dans la ligature.

La désinfection de la surface du moignon et surtout de la cavité utérine a une influence capitale
sur le succès de cette opération.

La surface de cette section sera cautérisée au fer
rouge avec le couteau du thermocautère.

Pour désinfecter la surface utérine, on abrasera
d'abord la muqueuse avec un bistouri bien tranchant, puis on cautérisera la surface abrasée avec
le couteau du thermocautère.

Il est bon de saupoudrer la surface du moignon
avec de l'iodoforme finement pulvérisé. On peut
alors abandonner le fond du pédicule, qui descend

rapidement au fond du bassin. Cependant, avant de terminer l'opération, au bout de quelques minutes on ramènera le moignon au dehors et on l'examinera de nouveau ; on s'assurera qu'il ne s'est produit aucun glissement. Ce pédicule définitivement rentré, on dégagera les anses intestinales qu'il entraîne dans le fond du bassin et qu'il pourrait comprimer.

A quel procédé faut-il donner la préférence ? ces méthodes ont chacune leurs indications.

Dans les cas de pédicule long et volumineux, on pourra choisir le procédé avec pédicule externe, mais en sachant bien que ce procédé a deux grands inconvénients ; d'une part, la longueur de la guérison de la plaie anfractueuse, que laisse le pédicule après sa chute, qui expose la malade à la septicémie ; d'autre part, la fréquence des hernies et même d'une éventration au voisinage du pédicule, si la malade ne porte pas continuellement une ceinture munie d'une pelote spéciale.

Lorsque le pédicule sera court et lorsqu'on pourra l'amincir suffisamment, on emploiera avec avantage la méthode avec pédicule interne, qui est plus sûre et plus rapide.

Jules Chéron.

Les intermittences rythmées du courant continu, sont tout à fait indiquées dans la variété de fibro-myomes intra-pariétaux, puisqu'elles offrent l'avantage de donner une action interpolaire décongestive très énergique, sans produire d'action locale caustique.

Avec ou sans l'aide des intermittences rythmées du courant continu, le *massage de l'utérus* myomateux peut remplir l'indication principale : décongestionner rapidement l'utérus et les tumeurs fibreuses qu'il contient dans ses parois, et par cela même, diminuer légèrement le volume des tumeurs, les empêcher de s'accroître, faire cesser les sensations de pesanteur, de brûlure, et supprimer la névralgie lombo-abdominale symptomatique de l'état congestif.

La technique à suivre est des plus simples; deux doigts de la main gauche, placés sur le col, au niveau du cul-de-sac postérieur, immobilisent l'utérus, pendant que la main droite, placée sur l'abdomen, au niveau de la partie supérieure de l'utérus, exerce une série de compressions sur le fond de l'organe, d'abord sous la forme de mouvements circulaires de plus en plus profonds, puis sous la forme d'expressions de plus en plus fortes, à mesure que la sensibilité à la pression s'atténue. Chaque séance doit durer de 4 à 5 minutes, les premiers jours, puis on augmente progressivement la durée des massages, jusqu'à 10 minutes. Une séance tous les jours, sauf pendant l'époque des règles.

Dès la fin de la première semaine, la malade se sent plus légère; il lui semble que son ventre est moins volumineux et moins lourd; la névralgie lombo-abdominale s'atténue, les sensations de brûlure interne disparaissaient. A l'examen au spéculum, on constate que le col, autrefois violacé et volumineux, reprend sa coloration rosée normale et diminue de volume. L'amélioration est telle, au bout de 50 à 60 massages, que les malades n'ont plus aucune gêne et que leur tumeur est absolument tolérée. Cette amélioration persiste quelquefois pendant 18 mois à 2 ans.

FISTULE RECTO-VAGINALE

Terrier.

Une femme avait tous les signes d'une collection purulente dans le cul-de-sac recto-utérin. La collection se vidait tantôt par le rectum, tantôt par le vagin; l'orifice fistuleux siégeait derrière le col; des gaz et des matières passaient dans le vagin.

Aborder la collection par la voie sacrée, passer entre le vagin et le rectum, ouvrir la poche purulente et suturer l'orifice intestinal seulement : telle a été la marche adoptée.

Le résultat a été le suivant : guérison des accidents inflammatoires. La femme n'a plus eu de pous sées inflammatoires. La fistule recto-vaginale est restée guérie pendant un mois, mais la communication entre le vagin et le rectum a subsisté.

Il aurait fallu suturer non seulement l'orifice rectal, mais l'orifice vaginal. Il aurait fallu imprimer soit au vagin, soit au rectum un mouvement autour de son axe, de façon à détruire le parallélisme des deux orifices.

Lucas Championnière.

On n'a pas encore trouvé une opération définitive et capable de guérir toutes les fistules recto-vaginales.

Pourquoi ne couperait-on pas le périnée; c'est un temps insignifiant de l'opération. La plaie périnéale se réunit toujours. Quand on échoue, ce n'est pas la section qui est cause de l'insuccès. L'échec provient de la non-oblitération de la fistule.

Il est bon de faire une suture du côté du rectum, après avoir pratiqué la section du sphincter.

On doit faire 3 étages de sutures pour réparer ces fistules. Malgré ces précautions, l'opération peut échouer.

En somme, rien n'est plus variable que les résultats des opérations faites pour remédier à une fistule recto-vaginale. Il y a des conditions spéciales et mal connues qui font que l'on obtient tantôt des succès, tantôt des insuccès.

Félizet.

Dans un premier temps, la cloison recto-vaginale est dédoublée et la fistule coupée en travers, de telle sorte qu'elle est transformée en une double fistule, *fistule recto-périnéale* et *fistule vagino-périnéale.*

La première est traitée, comme une fistule anale vulgaire, par l'incision et les pansements antiseptiques.

La seconde guérit facilement, avec l'aide de quelques cautérisations au nitrate d'argent, du fait de son isolement des matières et du gaz.

Ce procédé, joint à la suture de la fistule vagino-périnéale, semble devoir suffire dans le cas de brèche étendue.

Pozzi

Il faut traiter ces fistules en faisant la périnéorrhaphie, sans s'inquiéter du trajet recto-vaginal.

Tous les procédés de périnéorrhaphie sont bons. Celui de Lawson Tait est supérieur aux autres. Dans la majorité des cas, c'est la meilleure opération à faire.

Le procédé de Lawson Tait est applicable :

Dans les cas où il y a déchirure périnéale et où le périnée a été largement détérioré;

Dans les cas où le périnée est intact, que la fistule soit haut ou bas située, soit que la perforation siège au-dessus de la région sphinctérienne, soit que la fistule se trouve située très haut, près du col de l'utérus.

Pour l'exécuter, on peut choisir tel ou tel procédé, chacun d'eux peut-être suivi de succès ; toutefois, je crois qu'on a plus de chance de réussir en pratiquant un large dédoublement, qui a pour avantage de ménager l'étoffe et de permettre de mobiliser le rectum et, par suite, de détruire le parallélisme des deux ouvertures fistuleuses.

Néanmoins, de ce que le succès peut être ainsi obtenu dans ces différentes circonstances, il ne s'ensuit pas que ce procédé doit être toujours regardé comme le procédé de choix.

S'agit-il d'une fistule petite, à orifice étroit, non calleux, chez une femme ayant un bon périnée, on peut opérer par le vagin et faire un des procédés de dédoublement recommandés par Le Dentu.

Dans certains cas, on peut, oblitérer successivement l'orifice vaginal et l'orifice rectal du trajet.

Lorsqu'on se trouve en présence d'une fistule, non compliquée de déchirure du périnée, il y a deux manières possibles de la réparer :

Je viens de signaler l'une d'elles, c'est le procédé à large dédoublement avec périnéorrhaphie ;

Quant à l'autre, il consiste, non dans un simple avivement, mais encore dans un dédoublement, qui peut être exécuté de dfférentes façons.

Bazy

Quand il existe une fistule recto-vaginale, il faut

faire la périnéorrhaphie sans s'occuper de la fistule.

Quand le sphincter anal est conservé, il faut bien se garder d'en faire la section.

Routier.

Section du périnée, résection des bords de la fistule, suture du périnée.

FISTULE URETHRO-VAGINALE

Polaillon.

MANUEL OPÉRATOIRE. — Tailler sur la muqueuse de la paroi supérieure de l'utérus un lambeau en forme de pont.

Décoler ce lambeau de muqueuse d'avant en arrière.

L'abaisser au niveau de la fistule, et le suturer au bord antérieur et au bord postérieur de celle-ci, de manière à ce que le canal de l'urèthre passe au-dessus de lui.

TRAITEMENT CONSÉCUTIF. — Maintenir l'ouverture de ce canal par une sonde à demeure pendant la cicatrisation.

Plus tard, empêcher le rétrécissement de ce canal inodulaire par des cathétérismes plus ou moins fréquents.

FISTULE VÉSICO-VAGINALE

Félizet.

Faire l'incision prérectale de Nélaton, dédoubler le périnée, passer une sonde cannelée de l'orifice périnéal à l'orifice rectal et opérer cette fistule à

l'anus; laisser la fistule vaginale; la malade guérit en un mois.

Quénu.

Suturer l'orifice rectal, l'orifice vaginal, puis drainer. Ce procédé ménage le périnée et paraît très rationnel.

Paul Segond.

Distinguer les fistules haut situées et les fistules bas situées.

Dans les premières, éviter la section du périnée, que l'on doit, au contraire, chercher à conserver.

Dans les deuxièmes, ordinairement le périnée est effondré; guérir la fistule et faire la colpopérinéorraphie. Dans quelques cas où, avec une fistule bas située, le périnée est très beau, employer le procédé Félizet ou le procédé Guérin-Quénu; mais ces faits sont rares.

GALE CHEZ LES FEMMES ENCEINTES

E. Besnier.

Bains d'amidon tous les 2 jours.
Frictions le soir, pendant 5 à 6 jours, avec :

Naphtol β................	10 gr.
Ether....................	Q. S.
Essence de menthe	Q S.
Vaseline.................	100 gr.

GASTRALGIE MENSTRUELLE

J. Cheron.

Au moment des crises :

Bromure de potassium...............	4 gr.
Teinture d'aconit...................	1 gr.
Chlorhydrate de morphine..........	0, 02 cent.
Eau distillée......................	0, 95 cent.

Une cuillerée à café toutes les heures, jusqu'à sédation.

Traiter l'endo-cervicite : Dilatation et attouchement pendant cinq minutes avec une solution de morphine au vingtième.

GAVAGE DES ENFANTS

Tarnier.

Si le nouveau-né est trop faible pour prendre le sein, on lui donnera le lait à la cuiller.

S'il ne peut téter ni boire, il faudra le *gaver*, soit avec le lait de la mère, soit avec du lait d'ânesse, soit enfin, faute de mieux, avec du lait de vache, coupé de trois quarts ou de moitié d'eau sucrée à raison de :

Sucre......... .... 2 grammes
Eau..................... 100 grammes

Huit grammes toutes les heures suffisent pour un gavage, lorsque l'enfant est très petit et qu'il est loin du terme.

GÉNITALITE

Auvrad.

La génitalite est l'inflammation des organes génitaux de la femme, produite par un agent infectieux.

GÉNITALITÉ AIGUE. — Calmer l'inflammation, l'amener à la période chronique. Ordonner le repos complet au lit, défendre à la malade de se lever, même pour les besoins de la miction et de la défécation, donner une alimentation liquide et composée de lait, de bouillon et de boissons alcooliques(grogs, champagne).

TRAITEMENT LOCAL. — Appliquer sur le ventre, dès le début, un sac de caoutchouc rempli de glace (en interposant entre le sac et la peau une flanelle pliée en double, afin d'éviter la congélation), ou, à défaut de glace, des compresses d'eau froide recouvertes de taffetas gommé, pratiquer en même temps une émission sanguine locale, soit au moyen de ventouses scarifiées, soit avec quatre ou cinq sangsues placées au niveau des plis de l'aine. Lorsque les accidents inflammables seront suffisamment calmés, révulsifs, vésicatoires ou pointes de feu sur l'abdomen, tous les trois ou quatre jours. S'abstenir de toute intervention directe sur l'utérus ; ne pas même faire d'injections vaginales.

TRAITEMENT GÉNÉRAL. — Narcotiques, antithermiques et laxatifs légers. Administrer des pilules d'extrait thébaïque de 0 gr. 05 centigr., ou la morphine en injections hypodermiques, ou le chloral en potion ou en lavements. Prescrire l'antipyrine (de 1 à 3 grammes par jour), le sulfate de quinine (0 gr. 50 centigr. à 1 gramme par jour), la teinture de digitale (XV à XX gouttes par jour dans de l'eau sucrée).

GÉNITALITE CHRONIQUE. — TRAITEMENT LOCAL. — Introduire le spéculum, scarifier l'ectropion du col avec un bistouri aseptique. Pratiquer de petites piqûres pour amener l'émission de quelques gouttes de sang et ouvrir en même temps les glandes tuméfiées connues sous le nom *d'œufs de Naboth*. Laisser couler le sang, puis laver le col et cautériser l'ectropion, au moyen d'un petit tampon d'ouate monté sur la pince de pansement et imbibé de la solution suivante :

Créosote de hêtre..........⎞
Glycérine................. ⎬ à à 10 grammes
Alcool .... ⎠
Mêlez. — Usage externe.

Prendre ensuite un porte-caustique utérin, enrouler du coton autour de son extrémité, plonger ce coton dans la même solution de créosote au 1/3 et cautériser la muqueuse cervicale. Parfois le porte-caustique franchit l'orifice interne et pénètre facilement dans la cavité de l'utérus, de sorte que l'on peut pratiquer d'emblée une cautérisation à la fois intra-cervicale et intra-utérine. Mais la plupart du temps, l'orifice interne ne laisse pas pénétrer le porte-caustique. Dans ce cas, s'il y a une endométrite du corps de l'utérus, dilater la cavité cervicale au moyen de la laminaire, afin de pouvoir pratiquer la cautérisation intra-utérine.

Se servir d'une tige de laminaire, ayant séjourné pendant au moins vingt-quatre heures dans le mélange suivant :

Éther sulfurique......................	90 grammes
Iodoforme..........................	10 grammes
Chlorhydrate de cocaïne..........	1 gramme
F. S. A. — Usage externe.	

Donner une injection vaginale antiseptique, puis fixer le col avec une pince de Museux, l'attirer au fond du spéculum et introduire la laminaire tenue au bout d'une longue pince à pansement. Ayant retiré la pince, maintenir la laminaire en place au moyen d'un tampon d'ouate hydrophile.

Laisser la malade au lit pendant vingt-quatre heures ; lui faire une ou deux piqûres de morphine, lorsque la dilatation de l'utérus est douloureuse.

Au bout de douze heures, retirer la laminaire, laver le vagin avec un liquide antiseptique, puis appliquer le spéculum et cautériser la cavité utérine au moyen du porte-caustique trempé dans la solution de créosote au tiers.

Souvent on obtient la guérison de l'endométrite du corps après une seule cautérisation. D'autres fois, il faut répéter les cautérisations intra-utérines de une à trois fois par semaine, suivant le degré de sensibilité.

Pour accélérer la guérison de l'ectropion et de la métrite cervicale, on peut aussi recourir aux injections interstitielles de créosote au 1/3, au niveau de l'ectropion.

Après la cautérisation intra-utérine, comme après chaque cautérisation de l'ectropion et de la cavité cervicale seule, appliquer sur le col, au moyen du pulvérisateur à boule, (ou plus simplement au moyen d'une spatule ou d'une cuiller) le mélange pulvérulent suivant :

> Iodoforme en poudre........ ⎫
> Salol........................ ⎬ à à 15 grammes
> Tannin...................... ⎭
> Mêlez. — Usage externe.

L'iodoforme est un excellent antiseptique pour les pansements vaginaux. Mais si son odeur pénétrante et tenace, le fait refuser par la malade, se borner aux insufflations et applications de tannin et de salol.

Après avoir appliqué cette poudre sur le col, introduire un tampon d'ouate hydrophile. La malade enlève ce tampon au bout de vingt-quatre heures et prend une injection vaginale antiseptique (eau phéniquée à 1 %, aromatisée avec de l'essence de thym ; solution de sublimé au 1/4000ᵉ ou solution de tannin, une cuillerée à soupe par litre).

TRAITEMENT GÉNÉRAL. — Reconstituants et toniques.

GERÇURES DU SEIN

Pinard.

Acide borique.............. 6 gr.
Eau distillée.............. 200 gr.

Faire dissoudre. On peut même, dans certains cas, employer sans inconvénient la solution saturée à 4 p. 100. Imbiber une compresse pliée en quatre de cette solution et l'appliquer sur le mamelon. Par dessus la compresse, étaler un morceau de taffetas gommé et une couche de ouate, et maintenir le tout à l'aide d'un bandage de corps.

GINGIVITE DES FEMMES ENCEINTES

Pinard.

Hydrate de chloral.................. 5 gr
Alcoolat de cochléaria............. 5 —

Faire dissoudre. Enlever le tartre des dents; puis appliquer cette solution, tous les jours, sur le bord libre des gencives enflammées, à l'aide d'un instrument dont l'extrémité, enveloppée d'un bourrelet de ouate, sert de petite éponge. La cautérisation qui se produit est peu profonde, car l'eschare blanche et très surperficielle qui en résulte disparaît trente-six heures après l'application. La durée moyenne du traitement ne dépasse pas douze jours.

Charpentier.

Pratiquer des attouchements avec l'acide chromique; ils soulagent la malade, mais n'assurent pas la guérison, qui ne se produit qu'après l'accouchement.

GROSSESSE EXTRA UTÉRINE

Pinard.

Le kyste fœtal, par ses rapports avec le bassin, la vessie et l'utérus, est plus facilement accessible par la voie vaginale que par la voie abdominale. Ces dispositions doivent imposer soit l'*élytrotomie* soit la *laparotomie*.

Il y a danger à vouloir toujours enlever le kyste; il y a avantage au contraire à préférer l'extériorisation simple du kyste.

Dès que la membrane granuleuse apparaît à la face interne du kyste, on peut et on doit pratiquer la délivrance artificielle.

HÉMATOCÈLE PÉRI-UTÉRINE.

Bouilly.

TRAITEMENT MÉDICAL. — Au *début* des accidents, lorsqu'il y a des signes d'hémorrhagie interne, administrer opium, ergotine, alcool, champagne. Faire des applications locales de glace sur l'abdomen ou dans le vagin.

Lorsque l'hématocèle est *constituée*, dans les premiers jours, combattre les troubles de la vessie et du rectum. Prescrire le repos au lit.

La plupart des malades guérissent sous la seule influence du repos et du traitement médical.

Cette heureuse terminaison ne s'observe que dans les cas d'épanchement peu abondant, enfermé entre les lames du ligament large ou après la rupture d'une hémato-salpingite.

TRAITEMENT CHIRURGICAL. — Quand l'hémorrhagie est assez abondante ou assez répétée pour entraîner la mort, pratiquer d'urgence la *laparoto-*

mie. L'opération consiste à enlever une trompe volumineuse contenant un kyste fœtal rompu et à débarrasser la cavité péritonéale des caillots qui l'encombrent. Elle ne diffère d'une salpingotomie ordinaire que par les circonstances graves dans lesquelles elle est pratiquée.

Dans les jours qui suivent l'hémorrhagie, il peut encore être indiqué d'évacuer les caillots, si la tuméfaction augmente par des hémorrhagies successives, si elle est le point de départ de douleurs violentes et d'une réaction péritonéale exagérée et surtout si la fièvre, les frissons, font craindre que la suppuration ne s'empare de la masse.

Si la collection bombe largement du côté du vagin et fait saillie dans le cul-de-sac de Douglas, l'ouvrir largement en ce point, laver, drainer et mieux tamponner avec la gaze iodoformée. Dans le cas où la masse est haut située, si elle paraît plus accessible par la paroi abdominale que par la voie vaginale, si surtout il est permis de supposer que l'hématocèle est liée à une ancienne affection des annexes, donner la préférence à la *laparotomie* ; cette opération permet d'enlever à la fois les caillots et la trompe, source de l'hémorrhagie.

Dans les cas où la collection sanguine a suppuré, se comporter comme pour toute suppuration pelvienne et l'évacuer largement par la voie vaginale ou par la voie abdominale, suivant les indications.

HEMORRHAGIES DE LA DÉLIVRANCE

Charpentier.

INDICATIONS DU TRAITEMENT. — 1º Débarrasser l'utérus du délivre et du sang qu'il contient.

2º Réveiller rapidement sa contractilité.

3° S'opposer à l'afflux du sang vers l'utérus et à son extravasation dans sa cavité.

4° Combattre les effets immédiats et consécutifs de l'hémorrhagie.

S'il y a *rétention du placenta*, l'extraire le plus tôt possible.

Si le *placenta est décollé incomplètement* et s'il y a inertie utérine, introduire hardiment la main dans l'utérus, le vider complètement des caillots. Ne pas se presser de retirer la main, la laisser en contact avec les parois utérines et, dès qu'il se produit des contractions, décoller le placenta, passer la main derrière et l'entraîner au dehors. Avoir soin de maintenir l'utérus et de le comprimer avec l'autre main.

S'il y a hémorrhagie et que la rétention du délivre se complique de *spasme de la matrice*, franchir la partie rétractée de l'utérus, et aller extraire le délivre. La main seule doit intervenir. Le laudanum, l'opium à haute dose agissent trop lentement.

Injections intra-utérines chaudes : il faut que l'eau ait une température minimum de 45 à 50 degrés, que l'injection soit faite avec une sonde à double courant, pour assurer le retour des caillots et de l'injection, que l'injection soit faite à l'aide d'un récipient placé à 50 centimètres au maximum, de façon à ce que l'eau tombe par son propre poids et qu'on ne soit pas obligé d'employer les irrigateurs.

Dans quelques cas exceptionnels, *tamponnement utérin*, ou *compression de l'aorte :* la femme étant dans la position horizontale, se placer au côté droit de la malade ; avec la main gauche, déprimer la paroi abdominale derrière et au dessus du globe utérin, un peu à gauche et lorsqu'on a reconnu l'aorte à ses pulsations, les trois doigts médians l'affaissent le long de la vertèbre correspondante. Maintenir la compression pendant 10 minutes. La pression n'a pas besoin d'être forte, il suffit qu'elle soit régulière.

Auvard.

La conduite de l'accoucheur variera suivant le degré d'intensité de l'hémorrhagie.

Dans les *hémorrhagies de moyenne intensité* :

S'assurer s'il y a inertie utérine ou non et, dans ce dernier cas, se renseigner sur les plaies ou déchirures pouvant donner naissance à l'hémorrhagie.

En cas *d'inertie utérine*, exercer avec la main placée sur le fond de l'utérus mou, une compression énergique pour vider la cavité de son contenu, puis continuer la pression sous forme de massage ; immédiatement après, pratiquer une injection vaginale ou même intra-utérine chaude à 50° avec une solution antiseptique, administrer 1 gramme de poudre de seigle ergoté par précaution, ou mieux faire une injection sous-cutanée d'ergotine.

Si ces moyens sont insuffisants, recourir au *tamponnement intra-utérin*, qu'on pratiquera de la façon suivante.

Après une injection vaginale préalable, placer la femme en travers du lit, saisir la lèvre antérieure du col, à l'aide de pinces à griffes, puis de même la lèvre postérieure et amener ainsi le col à la vulve, en même temps qu'un aide appuie sur le fond de l'utérus pour favoriser l'abaissement.

Dès que, par l'injection, on a acquis la certitude que le col n'est pas la source de l'hémorrhagie, laver abondamment la cavité utérine avec les doigts.

Une fois la cavité utérine libre, introduire dans l'intérieur, soit avec une pince, soit plus simplement à l'aide des doigts, l'extrémité d'une bande de gaze iodoformée ou simple, trempée préalablement dans l'eau bouillante pendant quelques instants ou dans une solution de sublimé à 10 p. 100, puis exprimée, jusqu'à ce que la cavité cervicale soit elle-même comblée. Après avoir enlevé ensuite la pince à griffe, terminer par le tamponnement du vagin. Laisser le tampon en place pendant douze heures.

En l'absence d'inertie utérine, rechercher successivement par la vue et le toucher, si l'hémorrhagie provient d'une plaie au niveau de la vulve, ou d'une déchirure, soit du vagin, soit du col de l'utérus.

Si la plaie existe au niveau de la vulve, la traiter par la ligature, la suture ou la compression, suivant l'indication.

Si le vagin est déchiré, recourir à la suture, à moins que la profondeur de la plaie ne s'y oppose; dans ce cas, pratiquer le tamponnement utéro-vaginal.

S'il y a déchirure du col ou du vagin, procéder de même.

Dans l'*hémorrhagie grave et foudroyante*, l'examen préalable du sujet devient inutile, puisque cette hémorrhagie, remarquable par son abondance, ne peut être due qu'à l'inertie utérine.

Mettre en œuvre les trois moyens suivants :

1° Maintenir le fonds de l'utérus avec une main, le comprimer et le masser ;

2° Vider la cavité utérine avec l'autre main et l'exciter ;

3° Pratiquer le tamponnement vaginal et administrer 1 ou 2 grammes de seigle ergoté.

Sans retirer la main, préalablement introduite dans l'utérus, placer la femme dans la position obstétricale; puis, avec la main devenue libre et remplacée par celle d'un aide, glisser soit avec une pince, soit avec les doigts, l'extrémité de la bande de gaze dans l'utérus débarrassé de tous caillots sanguins. La main qui s'y trouve saisit la bande et la porte jusqu'au fond, de manière à combler par une série de mouvements successifs tout l'espace libre; terminer ensuite comme précédemment.

On a prétendu que le tamponnement intra-utérin mal pratiqué était dangereux. Mais n'en est-il pas de même de l'opium imprudemment administré, ou du bistouri manié par une main inhabile ? Bien fait, le tamponnement intra-utérin constitue un hémostatique puissant.

Bar.

Pour faire le *tamponnement intra-utérin* on prend de la tarlatane ordinaire ou de la gaze à mailles très lâches. On taille des bandes larges de 10 centimètres environ. et on en fait un rouleau plus ou moins épais suivant les besoins. On la met macérer dans de l'eau ordinaire pour la débarrasser de son apprêt, et on la fait bouillir pendant une demi-heure environ, dans une solution phénique à 5 %. On l'exprime et on la fait tremper dans de la glycérine stérilisée ou mieux phéniquée, jusqu'à ce qu'elle soit bien imbibée de cette substance; on l'exprime ensuite fortement en la serrant entre ses doigts; puis on roule de nouveau la bande entière en la faisant passer sur un lit d'iodoforme en poudre très fine, qui en imprègne les deux faces et y adhère fortement. La gaze ainsi préparée est placée dans une compresse phéniquée ; on la présente aussi à l'opérateur pour pratiquer le tamponnement.

La gaze préparée avec du rétinol iodoformé donne aussi des résultats excellents. Le seul inconvénient de l'emploi de cette substance, dans la pratique hospitalière, est son prix relativement élevé. La gaze, après avoir bouilli dans l'eau phéniquée forte et après avoir été exprimée, est passée sur une pâte composée de :

Rétinol............................... 60 gr.
Cire................................. 5 —
Iodoforme .... 35 —

En enlevant le tampon fait avec de la gaze ainsi préparée, on constate que toute la surface vaginale ou cervicale se trouve recouverte d'un enduit iodoformé, qui assure une asepsie complète des parois muqueuses.

HÉMORRHAGIES PUERPÉRALES.

Charpentier.

AVANT LE TRAVAIL.—Presque toujours causée par une insertion vicieuse du placenta.

Si l'hémorrhagie est *légère* : Prescrire la position horizontale et le repos absolu. Saigner, s'il y a des symptômes de pléthore. Vider la vessie et le rectum.

Si l'hémorrhagie est *grave* ; Applications froides. Tamponnement ou perforation des membranes. Pour tamponner, prendre des bourdonnets de charpie : Les uns ayant le volume d'une petite noix, au nombre de 20 à 30, sont attachés par un fil, les autres n'ont pas de fil. Placer la femme en travers du llt ; faire une injection vaginale antiseptique, vider la vessie et le rectum ; introduire un par un les bourdonnets graissés avec une pommade antiseptique et les tasser les uns sur les autres, sans laisser de vide entre eux. Une fois les culs-de-sac du vagin remplis, remplir le vagin avec les autres bourdonnets, mettre à la vulve quelques compresses et fixer le tout avec un bandage en T.

Champetier de Ribes.

Se servir d'un ballon imperméable et inextensible : imperméable, pour se mettre à l'abri du passage du liquide dans la cavité utérine ; inextensible, pour ne point dépasser certaines dimensions. Ces indications, sont remplies d'une façon parfaite, en insinuant une poche de tissu inextensible entre deux couches imperméables de caoutchouc, ce qui donne à l'appareil le double avantage de la souplesse et du glissement.

Ces ballons ont la forme d'un cône allongé de 10 à 12 centimètres de hauteur, s'abouchant avec un tube d'un centimètre de diamètre, et de 20 centimètres de long ; un robinet est fixé sur le trajet du tube.

Leurs dimensions varient depuis 24 à 25 centimètres de circonférence dans leur partie la plus large, jusqu'à 30 et 32 centimètres.

Poussé directement dans l'intérieur de la cavité utérine, cet appareil, jusque-là resté vide, peut y subir un gonflement capable de le développer sur toute l'étendue du segment inférieur. Il est facile de prévoir dès lors ce qu'il produira : l'arrêt de l'hémorrhagie par pression directe sur les vaisseaux déchirés. Le placenta, décollé le plus souvent à la fin de la grossesse par la partie fœtale qui se présente, repoussée par elle vers le centre et à travers même de l'orifice utérin, sera lors de l'expansion du ballon, remis, pour ainsi dire, en place, et refoulé vers un des côtés de l'organe gestateur.

L'appareil dilaté, exerçant une double pression, l'une de haut en bas, l'autre dans un sens transversal, contribuera rapidement, non seulement à arrêter l'hémorrhagie, mais encore à provoquer le travail. Comme le démontrent nos observations, cette double influence se manifeste presque aussitôt. Et pourrait-il en être autrement, si l'on se rend un compte exact de la pression puissante exercée sur le segment inférieur, et de sa nature de corps étranger volumineux ?

Mais la forme du ballon semble devoir augmenter encore le nombre de ses avantages.

Tandis que les sacs-violons de Barnes, l'excitateur de Tarnier, et tant d'autres appareils destinés à provoquer le travail, ne peuvent, par leur volume et leur forme, être maintenus dans un col qui se dilate, le ballon de Champetier, par l'étendue de ses diamètres, échappe aux efforts expulsifs de l'utérus, tant que la dilatation n'est pas complète. Les premiers, tombés dans le vagin aux premières douleurs, cessent d'irriter l'organe, et le travail mis en train, s'arrête bien souvent, si l'on n'a soin de réintroduire des numéros supérieurs ; le second par les changements de volume qu'on lui imprime, par les tractions auxquelles on peut le soumettre, ne cesse de provoquer des contractions énergiques.

Il ne peut échapper à l'utérus que lorsque le col est suffisamment dilaté pour livrer passage à ses parties les plus larges ; or, en basant les limites de la circonférence de cet appareil sur les mensurations normales d'une tête d'enfant à terme, il s'en suit que, lorsque le ballon tombe dans le vagin, il prépare une large voie à l'expulsion du fœtus.

HÉMORRHAGIES UTÉRINES.

Dujardin-Beaumetz.

    Teinture d'hydrastis................... 10 gr.
    Elixir de Garus.. .... 120 —

Une cuillerée à café renferme 1 gr. de teinture.

J. Chéron.

    Teinture d'hydrastis .... 4 gr.
    Elixir de Garus.,................... 20 —
    Sirop simple .... 30 —
    Eau................................. 120 —

A prendre en huit fois dans les 48 heures.

L'hydrastine se prescrit, soit à l'intérieur, soit sous forme d'injections hypodermiques.

Terrier.

Si l'hémorrhagie est due à une métrite ou à un fibrome, pratiquer la dilatation préalable de l'utérus par la laminaire, dont on augmente peu à peu le calibre, puis la compléter par des éponges préparées aseptiques.

Voici pourquoi il faut procéder ainsi : c'est que la tige de laminaire peut être placée assez facilement, jusqu'au fond de la cavité utérine, sauf des faits exceptionnels de hauteur anormale de cette cavité, et qu'en tout cas, la tige franchit l'isthme utérin, qui offre toujours plus de difficultés à se dilater que les autres parties de l'utérus.

Si, au contraire, on agit trop tôt avec l'éponge

préparée, qui offre une disposition cônoïde, souvent on ne franchit pas l'isthme, ou bien l'éponge glisse facilement et on n'arrive à dilater largement que le col seul, surtout dans les cas où le col est allongé et hypertrophié.

Donc, lorsque l'on s'est assuré que le petit doigt peut franchir l'isthme, il faut agir avec l'éponge préparée en utilisant des cônes de plus en plus volumineux. On peut ainsi arriver à une dilatation telle que l'examen de la cavité utérine et de sa paroi est des plus faciles.

Dès que la dilatation est commencée, l'écoulement sanguin cesse absolument ou presque absolument et est souvent remplacé par un écoulemen séreux ou séro-sanguin et noirâtre.

Si même la métrite s'accompagne d'écoulement muqueux d'aspect gélatiniforme, celui-ci disparaît aussi et fait place à cette sécrétion séreuse ou séro-sanguine.

Lorsqu'on pratique la dilatation utérine et qu'on veut agir rapidement, on peut, sans inconvénient, renouveler tous les jours la tige de laminaire ou l'éponge préparée.

D'abord il peut survenir des accidents douloureux et surtout de la rétention d'urine; mais ces phénomènes s'amendent en général et alors n'offrent aucun danger.

Si, au contraire, on agit lentement, ce qui est préférable, on ménage les douleurs, et la dilatation peut s'effectuer sans souffrances. Dans ce cas, la dilatation est renouvelée tous les 2 ou 3 jours.

On peut, la dilatation obtenue, faire une opération ultérieure.

Si, malgré la dilatation, l'hémorrhagie persiste,

c'est que l'on a affaire à une néoformation épithéliale intra-utérine.

Terrillon.

Quand les moyens médicaux ou directs ont échoué contre les hémorrhagies utérines, et que la vie de la malade est menacée, tout nous autorise à enlever la cause probable, qui est l'ovaire et la trompe

L'ablation des ovaires et des trompes, d'abord acceptée avec méfiance par les uns, puis employée avec enthousiasme par les autres, n'est pas encore classée, ou plutôt ses indications ne sont pas encore bien établies.

J'associe les ovaires et les trompes, car si ces dernières ne con 'ituent pas une des causes principales de l'excit.tion sur la muqueuse utérine, elles peuvent et elles doivent fournir une certaine quantité de sang dans les pertes. Cette ablation a une action réelle indubitable ; soit que l'ovaire et les trompes aient subi des lésions appréciables, salpingites, ovarites, tumeurs variées, lésions nouvelles et dificiles à définir, soit qu'ils paraissent sains, il est certain que ces organes tiennent sous leur dépendance certaines formes d'hémorrhagie.

Pour les *fibrômes avec hémorrhagies*, il existe beaucoup d'exemple de réussite, il est nécessaire d'enlever l'ovaire en totalité, sans cela on échoue.

Pour ce qui est de la *névralgie ovarienne*, il y a des douleurs souvent rebelles qui accablent certaines femmes, et siègent dans la région des ovaires ; lorsque la névralgie paraît être la cause ou le point de départ de phénomènes généraux, dans certains cas rebelles, on peut tenter l'ablation, car nous connaissons des résultats certains et durables.

Quand les douleurs ovariennes accompagnent les pertes sanguines abondantes et utérines, il y a là une double indication qu'on ne doit pas négliger.

HERNIE INGUINALE DE LA FEMME

Paul Berger,

Le sac étant réséqué, passer les deux chefs de la ligature qui étreint le collet de ce sac, l'un en dedans, l'autre en dehors, à l'aide d'une aiguille mousse à travers les parois abdominales par le procédé de Barker.

En étreignant cette ligature, on attire le pédicule en haut au dessus du point où peut se produire un infundibulum : on remplace de la sorte la dépression normale par une saillie. En même temps, on diminue ainsi les dimensions de la partie supérieure de l'anneau inguinal profond.

Avant la dissection du sac, commencer par inciser l'aponévrose du grand oblique dans toute l'étendue de la paroi antérieure du canal inguinal, de façon à bien voir le collet du sac. Après avoir ouvert le trajet, faire récliner en haut le bord inférieur du petit oblique qui adhère au collet du sac. La partie postérieure du trajet inguinal étant en général amincie, reconstituer d'abord cette paroi postérieure. Pour cela, faire une suture en surjet ou à points entre-coupés, réunissant d'une part la lèvre postérieure de l'arcade de Fallope, d'autre part l'aponévrose ou transverse (le tendon conjoint des Anglais). Cette série de sutures fronce la paroi profonde du trajet et détermine une union très solide entre ces diverses parties fibreuses. Se servir de soie, le catgut se résorbant trop vite.

Ceci fait, laisser revenir le petit oblique (chez l'homme il faut laisser libre l'orifice par où le cordon sort de l'abdomen) et suturer ensuite l'aponévrose du grand oblique, de façon à obtenir une cicatrice fibreuse solide à la place de la paroi défoncée.

Lucas Championnière.

La hernie inguinale de la femme diffère beaucoup de celle de l'homme. Le plus souvent elle est congénitale et dépend de la persistance du canal de Nuck.

Le ligament rond se trouve dans la paroi du sac et ses fibres font fusion avec la séreuse ; au-dessous de la cavité herniaire, il y a des séries de petits kystes qui semblent la prolonger jusque dans la grande lèvre. Habituellement, le volume de la tumeur n'est pas considérable.

La hernie inguinable se fait par un trou de la paroi et cette dernière n'est pas notablement altérée. Quelquefois, de même que chez l'homme il y a atrophie des testicules, on rencontre, chez la femme, un arrêt de développement des organes génitaux.

Souvent la tumeur est incommode et douloureuse et se développe brusquement, beaucoup à la suite des grossesses. D'autre part, la hernie peut devenir partiellement irréductible. Cette irréductibilité tient soit à l'épiploon, soit à la présence d'annexes. Ces annexes augmentent beaucoup les mouvements de la tumeur; ils peuvent être douloureux spontanément, comme l'ovaire, et, de plus, les tiraillements qui s'exercent sur les organes peuvent être très pénibles. On comprend facilement que, même si la hernie est réductible, beaucoup de femmes supportent difficilement le bandage, qui cause de vives souffrances. Aussi les malades réclament-elles souvent une intervention.

Précaution pour aseptiser la région ; lavages au savon, à l'eau de Panama et à la solution phéniquée au 20e.

L'incision, dans la cure radicale, chez la femme, devra être faite plus haut que chez l'homme, afin de s'éloigner le plus possible de la vulve. Si la hernie est grosse, on tombe facilement sur le sac ; si elle est petite, ce sac peut être plus difficile à trouver. Il faut alors commencer par le chercher au niveau de l'orifice du canal inguinal, aller dans cette recherche, de haut en bas, bien plutôt que de bas en haut.

Le sac lui-même est très irrégulier. On ne peut d'abord le détacher du ligament rond qui fait partie des parois et on se trouve en présence d'une cavité irrégulière dont la paroi est épaisse d'un côté et mince de l'autre. Souvent, la cavité est divisée en vacuoles, les viscères ne se trouvent que dans celle qui est la plus élevée.

Aussi faut-il reconnaître d'abord le ligament rond, le détacher de la grande lèvre et le disséquer peu à peu en allant vers le canal inguinal ; on trouve alors forcément le sac. La dissection du sac doit être poussée très loin, mais exige certaines précautions ; il faut introduire le doigt dans le ventre, afin de voir jusqu'où il remonte, et surtout afin de se rendre bien compte des organes qu'il contient. On fait alors une ligature en chaîne et on reséque à la fois le ligament rond et le sac. La résection ne présente pas d'inconvénients et il ne se produit pas de déplacement de l'utérus ; il est probable que le ligament se réunit à la paroi abdominale.

Quand on trouve l'ovaire dans le sac, tantôt cet

organe est normal, tantôt il est dégénéré, ce qui est plus rare ; il faut alors l'enlever. On arrive facilement à toucher l'ovaire en introduisant le doigt dans le trajet inguinal et on l'attire facilement au dehors, lorsque l'on a des doutes sur son état. Naturellement, les adhérences épiploïques, s'il en existe, doivent être rompues avec grand soin.

Les sutures se font facilement et doivent comprendre une grande épaisseur de tissus, afin de bien boucher le canal par une masse solide ; on est naturellement moins gêné que chez l'homme.

Les suites de l'opération sont généralement excellentes et il y a fort peu de chances de récidives. Les douleurs disparaissent rapidement : ce fait, du reste, est facile à expliquer ; puis l'ovaire est remis dans le ventre, puisqu'il n'y a plus d'adhérences, etc.

La grossesse elle-même n'est pas toujours suivie de récidive.

Le port d'un bandage après l'opération n'est pas nécessaire. Les conditions sont en effet meilleures que chez l'homme, puisque le cordon qui sert de guide pour faciliter un nouveau trajet inguinal, n'existe pas chez la femme ; le ligament rond, étant réséqué, n'en peut tenir lieu. On peut simplement recommander pendant quatre ou cinq mois de se servir d'une ceinture à tampon, qui déprime la paroi au-dessus de la cicatrice.

HERPÈS GESTATIONIS

Alfred Fournier.

Au début, dans la période éréthique de l'affection, ce qui fait le mieux, c'est l'emploi du topique gras (axonge fraîche, vaseline simple ou boriquée, glycérolé d'amidon, liniment oléo-calcaire). Par dessus, un pansement avec une couche d'ouate maintenue par un bandage approprié.

Au contraire, à une époque ultérieure, les malades se trouvent mieux du pansement sec avec un pansement inerte quelquefois, poudre d'amidon, bismuth et surtout poudre de talc, qui est à la fois plus douce et plus adhérente. On peut avoir recours aussi, pour modérer le prurit, aux lotions dites antiprurigineuses, à l'acide phénique, au sublimé, au chloral, etc. Des bains émollients (bains d'amidon, de son, de gélatine) complètent l'ensemble de la médication.

HYDRAMNIOS

Charpentier.

TRAITEMENT MÉDICAL. — Diurétiques, purgatifs, saignée.

TRAITEMENT OBSTÉTRICAL. — Pratiquer la rupture des membranes dans l'intervalle des contractions, pour éviter la rupture totale et surtout les procidences du cordon et le décollement prématuré du placenta.

Dans l'*hydramnios aiguë*, provoquer l'accouchement prématuré et même l'avortement, qui s'il amène sûrement la mort du fœtus, laisse du moins à la mère presque toute chance de guérison.

HYDRORRHÉE AMNIOTIQUE

Tarnier.

Repos au lit.

Si la grossesse est arrivée au 7e au 8e mois, prendre de grandes précautions; dès qu'il se produit des contractions utérines, donner des lavements laudanisés ou faire des injections de morphine.

HYSTÉRIE

Charcot.

Les bromures alcalins qui rendent tant de services dans la cure des diverses névropathies sont sans action sur l'hystérie. Dans un diagnostic hésitant entre l'hystérie et l'épilepsie, il faut conclure à l'existence de celle-ci, si le bromure de potassium se montre efficace.

Paul Blocq.

Dans l'hystérie avec agitation extrême ou excitation mentale, administrer le bromure de camphre, selon la formule suivante :

    Camphre monobromé................. 3 grammes
    Extrait de quassia................ 2   —
    Sirop de belladone................ Q. S.

Mêlez et divisez en 30 pilules. Une à trois par jour.

Le traitement psychique, est la méthode thérapeutique sur laquelle on doit surtout compter.

IMPERFORATION DE L'HYMEN.

Picqué.

Pratiquer le débridement à l'aide du bistouri, des ciseaux ou du thermo-cautère.

Pour prévenir un nouvel accolement des parties séparées, maintenir pendant quelque temps des mèches imprégnées de vaseline iodoformée.

Antisepsie rigoureuse.

INFLAMMATIONS DU PETIT BASSIN.
Reclus.

Les injections vaginales d'eau chaude remplissent difficilement le but qu'elles prétendent atteindre. En effet, l'eau chaude, venant en contact exclusivement avec le col, ne produit aucune action sur l'utérus et les tissus qui l'entourent.

Cependant l'eau chaude, appliquée convenablement, est un moyen précieux de combattre les inflammations au début.

Substituer aux injections les lavements. La méthode est plus rationnelle. L'utérus se trouve en contact avec l'intestin distendu, de plus le rectum traversant le petit bassin lui communique la température qui lui est donnée. Les tissus sont ainsi baignés dans une atmosphère chaude et bienfaisante. L'eau doit être à la température de 55° à 60° centigrades. Ne pas dépasser ce degré, parce qu'au delà les albumines se coagulent. La quantité peut aller jusqu'à un litre ; en injecter le plus possible. Faire prendre un lavement tous les matins, une demi-heure avant le lever.

La femme, couchée sur le dos, s'introduit dans le rectum la canule de l'irrigateur, puis ouvrant très peu et progressivement la valve, laisse l'eau chaude être chassée dans l'intestin. Habituellement, dès qu'il y a une certaine quantité d'eau injectée, la malade éprouve des coliques ; elle interrompt alors le courant, jusqu'à ce que les coliques soient passées, puis le rétablit.

Le lavement une fois pris, la malade a soin de ne pas s'agiter dans son lit, elle demeure dans le décubitus dorsal, jusqu'au moment de se lever ; elle rend alors son lavement.

Commencer par ces lavements d'eau chaude, chez les femmes qui ont des symptômes de troubles utérins légers et ne procéder à l'examen *per vaginam* que lorsque les troubles se sont amendés. En agissant ainsi, on évite à la femme la nécessité de l'examen, et on fait disparaître les symptômes.

INHALATIONS D'OXYGÈNE CHEZ LES NOUVEAU-NÉS.

Bonnaire.

Recourir aux inhalations d'oxygène chez le nouveau-né contre des états divers, très graves (nouveau-né qui présentait tous les symptômes extérieurs d'une maladie bleue ; nouveau-né atteint d'un processus infectieux caractérisé par 2 périodes, l'une de décoloration des téguments, avec pâleur livide ; l'autre, d'ictère bronzé avec hématurie ; nouveau-né atteint de gastro-entérite grave ; enfin, cas de gastrite aiguë).

1o) Chaque fois qu'il existe une hématose pulmonaire insuffisante, soit par obstruction des voies respiratoires, soit par défaut d'excitation du centre nerveux respiratoire. La mort apparente du nouveau-né constitue la première indication. Mais, il ne s'agit pas de la période, pendant laquelle le thorax de l'enfant demeure inerte, alors que son cœur continue à battre. On a mieux à faire qu'à perdre du temps à préparer les appareils contenant l'oxygène et d'ailleurs, ce ne serait pas chose aisée, que d'introduire directement ce gaz dans les voies respiratoires, alors que le soufflet thoracique ne fonctionne pas spontanément. C'est pour lutter contre les états secondaires de faiblesse respiratoire et d'asthénie générale que l'emploi de l'oxy-gène est indiqué ;

2°) Les troubles de circulation interstitielle dont le sclérème des nouveaux-nés prématurés est la plus commune des manifestations. Contre ces accidents le séjour à la couveuse suffit en général. Les inhalations oxyg(.. .)es ne seront employées que dans les cas particu..èrement graves et à titre d'appoint.

3°) Les altérations du sang d'origine infectieuse (maladie bronzée hématurique, par exemple.)

4°) Les faits cliniques ou il survient de l'hypothermie. L'athrépsie, sous sa forme aiguë et chronique, constitue le type de ce genre d'affections. A cette maladie semble répondre l'indication la plus commune des inhalations d'oxygène.

INJECTIONS INTRA-UTÉRINES.

Tarnier.

Les injections intra-utérines *post-partum*, autrefois conseillées par les fanatiques de l'antisepsie, causent parfois des accidents mortels.

Les injections utérines avec du sublimé, peuvent produire des intoxications.

Une injection intra-utérine de sulfate de cuivre à 5 0/0 a causé la syncope et la mort.

L'eau phéniquée à 2 0/0, a produit des accidents syncopaux, ayant bien certainement pour cause la pénétration du liquide dans le milieu sanguin.

Il faut donc proscrire l'emploi de ces divers agents en injections intra-utérines.

Dans certaines circonstances, le liquide de l'injection pénètre immédiatement et en grande abondance par les sinus veineux dans la circulation générale.

Mais comment les liquides, en arrivant dans le sang, déterminent-ils ces accidents syncopaux et comment les provoquent-ils? tous à titre égal.

J'ai trouvé et mis en évidence par des expériences consistant à injecter dans les veines diverses solutions, que l'acide phénique, le sulfate de cuivre, le biiodure de mercure, injectés dans la veine de l'oreille du lapin, déterminent, par irritation spéciale de l'endocarde ou par coagulation de sang et embolie, des accidents immédiats, très graves, et même mortels, si la dose est suffisante.

Les simples injections d'air font de même, si l'air est poussé en quantité suffisante.

Si l'on se sert de sublimé, on pourra déterminer une intoxication qui portera ses effets sur le rein ou sur l'intestin et pourra tuer l'animal: mais on n'a pas ces accidents soudains obtenus avec l'acide phénique, le sulfate de cuivre ou le biiodure.

Je ne m'en suis pas tenu là. Faisant injecter successsivement du permanganate de potasse, de la microcidine, de l'acide salicylique, je n'ai produit aucun accident.

Cela répond à ce qu'on observe en clinique.

Les accidents subits sont communs avec l'eau phéniquée, avec le sulfate de cuivre, avec le perchlorure de fer également.

Quant au mode selon lequel le liquide injecté pénètre dans les veines, j'ai cru remarquer, qu'au moment où l'accident apparaît, l'utérus venait de se contracter énergiquement sur la sonde. Je croirais que l'utérus, revenant violemment sur lui-même, chasse le sang, et comme le passage de reflux est étroit, il le chasse en même temps dans sa propre épaisseur, c'est-à-dire que cet utérus s'injecte en quelque sorte lui-même.

Quelle que soit la façon dont la mort survient à la suite des injections intra-utérines post-partum, il est certain que ces injections peuvent être mortelles. L'existence indéniable de ce fait suffira pour rendre prudents les praticiens dans l'emploi de cette thérapeutique.

Pinard.

Placer sur un lit de fer deux matelas ordinaires, les replier sur eux-mêmes, de façon à ce qu'il existe entre eux, au milieu du lit, un interstice. Recouvrir chaque matelas d'une toile caoutchoutée, dont un chef est solidement fixé et dont l'autre, libre, tombe dans un bassin, par le vide laissé entre les matelas.

Introduire dans l'utérus une sonde à double courbure et la fixer par deux liens qui s'attachent à une ceinture.

Placer à $0^m,50$ du plan du lit un tonnelet en faïence d'une contenance de 15 à 20 litres, le relier à la sonde par un tube muni d'un robinet et dont la lumière a 1 cent. de diamètre.

Le liquide à injecter est une solution de *nahptol β* :

Naphtol β............. 1 kilog.
Eau.................... 200 litres.

Quand il ne reste plus que le naphtol, remettre de l'eau, agiter et laisser reposer douze heures. Le liquide est porté à une température de 35° à 40°.

Veiller à la continuité de l'irrigation. Prolonger celle-ci pendant 24 heures, après que la température, est revenue à la normale.

Pozzi, Budin.

Lorsqu'au lieu d'être *vaginales* les injections doivent être *intra-utérines*, on ne peut plus confier leur exécution à l'entourage ou même plus simplement à la malade, il faut l'intervention du médecin.

Avec un peu d'habileté et de prudence, les accidents sont rares ; mais pour cela il faut dilater convenablement, c'est-à-dire largement, le col avec la laminaria ou avec les bougies d'Hégar, et d'autre part il ne faut pas que l'eau soit sous pression ; elle doit s'écouler lentement et presque sans force. De cette façon, il est bien exceptionnel qu'on puisse forcer les trompes. La syncope est tout à fait rare.

C'est à la sonde de Bozeman qu'on recourra de préférence, quand la subinvolution est ancienne, et à la sonde de Budin, quand elle est plus récente ; on surveillera attentivement le jeu de la sonde.

INJECTIONS VAGINALES

Duplay.

Le liquide employé pour les injections vaginales est tantôt de l'eau pure, tantôt de l'eau renfermant certaines substances médicamenteuses.

Il est de la plus haute importance de déterminer exactement la *quantité*, le *degré de pression* et la *température* du liquide employé.

La *quantité* du liquide varie suivant l'effet que l'on veut obtenir, suivant qu'il s'agit d'*injections* ou d'*irrigations* simples ou médicamenteuses.

En général, on emploie pour chaque injection deux ou trois litres de liquide, mais, dans certains cas, cette quantité peut être plus considérable ; c'est ainsi que, dans les *irrigations proprement dites*, on emploie souvent 20 à 30 litres de liquide, et que l'on renouvelle plusieurs fois par jour ces irrigations.

Dans la plupart des cas, il importe que le liquide de l'injection ne produise pas de percussion sur les organes, il faut donc proscrire les clyso-pompes et instruments analogues, qui déterminent un jet de liquide irrégulier et susceptible de donner lieu à un véritable choc. D'une manière générale, la projection à 10 ou 15 centimètres peut être considérée comme tout à fait inoffensive, et on devra régler sur ce chiffre la pression du liquide, ce qui est très facile avec l'irrigateur Éguisier ou avec les irrigateurs à réservoir ; avec le premier, en effet, il suffira d'ouvrir le robinet du tube de dégagement à un degré déterminé d'avance et réglant le jet du liquide au point voulu ; avec les irrigateurs à réservoir, on a calculé que, en plaçant le réservoir à une hauteur de 1 mètre 50, les orifices de de la canule fournissaient des jets projetés à 10 ou 15 centimètres. Par conséquent, lorsqu'on se servira de ces irrigateurs, on devra placer le récipient à la hauteur de 1 mètre à 1 mètre 50 au-dessus du plan sur lequel repose la malade.

La *température* du liquide injecté varie suivant les indications thérapeutiques. On peut avoir à prescrire des injections *froides, tièdes, chaudes.*

Les *injections tièdes,* qui n'ont par elles-mêmes aucune action spéciale, sont à environ 30°.

Pour les *injections froides,* qui sont peu employées, on s'accorde à prendre de l'eau glacée ou se rapprochant de 0°.

Mais en ce qui concerne les *injections chaudes,* les auteurs diffèrent sur le degré de température que doit posséder l'eau injectée.

On se contente souvent de prescrire, dans ce cas, des injections aussi chaudes que la malade pourra les supporter. Mais il faut se défier de cette évaluation un peu vague et du moins indiquer une limite extrême qu'il serait dangereux de dépasser. C'est ainsi que de l'eau à 60°, qui produit déjà de l'érythème à la peau, pourrait déterminer une brûlure sur la muqueuse vaginale. Au-dessous de 60° même, l'injection peut encore être très douloureuse et même intolérable. D'une manière générale, on peut dire que la température de l'eau ne doit pas dépasser 50° centigrades.

Lorsque les injections chaudes sont employées comme *hémostatiques*, on peut arriver de suite à la plus haute température que puisse supporter la malade.

Dans les cas où elles sont destinées à produire une *action résolutive*, par exemple dans les phlegmasies utérines et péri-utérines, il est bon d'élever progressivement la température. Ainsi, on peut commencer par injecter le liquide à une température dépassant de 2 à 3 degrés celle du corps, puis l'élever rapidement jusqu'à 43 degrés et même davantage, si la malade peut supporter cette élévation. 50 degrés constituent un maximum qu'il pourrait être dangereux de dépasser.

Pinard.

Naphtol β...................... 0 gr. 05
Eau chaude.................... 2 litres

Labadie Lagrave, Pozzi, Budin.

Les irrigateurs doivent être rejetés, car ils ne répondent pas du tout au but que l'on se propose. En effet, la malade qui se sert de ces appareils est obligée de se tenir accroupie et ce n'est qu'à grand peine que l'eau peut atteindre le col ; elle n'y pénètre qu'en petite quantité par saccades, avec une certaine violence parfois nuisible et bientôt la température du liquide tombe bien au dessous de ce qu'elle devrait être.

Les réservoirs de deux à trois litres en fonte émaillée, si communs aujourd'hui dans les services d'accouchements, rendent de tout autres services. Ils sont munis à leur partie inférieure d'un embout par lequel l'eau s'écoule et sur lequel vient s'adapter le tube en caoutchouc : celui-ci doit mesurer d'un mètre cinquante à deux mètres, il doit être assez grêle et très flexible. Le tube en caoutchouc rouge anglais est le meilleur. On y emmanche une canule en verre, terminée par une boule percée de petits trous, comme une pomme d'arrosoir.

Pour faire écouler l'eau, on n'a qu'a élever à une certaine hauteur au-dessus du point à irriguer le vase qu'on tient à la main.

Ces appareils si simples, si peu coûteux et si solides, quand ils sont en tôle émaillée et non en verre, remplissent la plupart des desiderata, et ils sont précieux en outre parce que leur désinfection est facile et complète, mais ils fatiguent à la longue le bras qui les porte et il faut les remplir un grand nombre de fois, s'il est nécessaire, et c'est la règle, de faire une injection prolongée.

On recourra alors à un réservoir métallique d'une plus vaste contenance, qu'on accrochera au mur et qu'on remplira d'eau chaude au moment de l'injection ; le liquide, ainsi réuni en masse, reste très longtemps à la température désirée. Le tube en caoutchouc rouge doit naturellement être un peu plus long que précédemment, pour ne pas gêner l'opérateur : afin d'éviter une pression exagérée, on peut remplacer l'embout situé à la partie inférieure par un siphon qui évite complètement l'inconvénient précité ; il plonge au fond du vase ; cette petite modification n'entrave pas du tout l'écoulement du liquide, et d'ailleurs il est très facile d'amorcer le siphon.

Lorsqu'il s'agit d'une injection donnée dans une clinique, le modus faciendi est facilité par l'usage de ces grands lits à spéculum, sous la forme de tables, qu'on recouvre d'une toile cirée et auxquels on peut faire adapter un réservoir entre les deux gouttières qui soutiennent les jambes de la malade : l'eau s'y rend tout naturellement et on n'a qu'à calculer la capacité du réservoir, de façon à ce que l'on n'ait pas à vider celui-ci pendant le cours de l'injection.

En ville, on ne possède point cette ressource, mais on y supplée facilement de la manière suivante.

La femme est mise en travers de son lit, dont les draps et les couvertures sont complètement protégés par une toile cirée, les jambes reposant sur deux chaises légèrement écartées, la tête étant soulevée par deux coussins. Elle découvre ainsi suffisamment l'orifice vulvaire, dans lequel on glisse la sonde. Pour ne pas se donner la peine de la maintenir, on peut la suspendre à deux fils qui se rattachent à une ceinture, qui fait le tour des reins de la malade. Le mode de suspension est donc le même que celui dont on se sert pour maintenir une sonde dans l'urètre.

Les plis de la toile cirée sont dirigés de telle sorte qu'ils se rendent tous dans un seau, placé aux pieds de la malade et dans lequel trempe la partie inférieure de la toile cirée.

La malade n'a ainsi à se préoccuper de rien et elle ne change de place que lorsque l'écoulement de l'eau est terminé, le fonctionnement est entièrement automatique. On recommande à la femme de ne pas trop tousser, de ne pas faire de contractions brusques du ventre qui pourraient projeter au loin l'eau contenue dans le vagin. Celle-ci sort souvent par saccade, comme si elle était chassée par le resserrement des parois de ce canal qui se dilate d'une façon parfois énorme, de façon à constituer autour du col une sorte de grosse ampoule.

Pour éviter l'inconvénient d'avoir à transporter l'eau chaude d'une pièce à l'autre, on pourrait se servir de ces appareils usités maintenant dans nos maternités parisiennes, par exemple à la Pitié et à la Charité, pourvu qu'on ait le gaz dans l'appartement.

On peut encore arriver au même résultat d'une façon beaucoup moins dispendieuse. Il suffit de faire arriver l'eau dans le réservoir en la faisant passer dans de petits tubes en cuivre flexible dont la partie moyenne disposée en spirale baigne dans la flamme d'une grosse lampe à pétrole ou à essence. On a instentanément de l'eau bouillante qu'on tempère ensuite et amène au point voulu par l'arrivée d'une certaine quantité d'eau froide. Le thermomètre placé et fixé dans le réservoir permet facilement d'atteindre le résultat désiré.

Afin d'éviter à la patiente l'ennui de rester pendant assez longtemps en travers de son lit dans la position décrite plus haut, on pourra employer l'appareil de Gudendag en caoutchouc et avec déversoir, qui permet à la malade de rester couchée dans son lit, en faisant reposer le bas des reins dans le vase en caoutchouc.

INVERSION UTÉRINE
Porak.

Dès que l'inversion s'est produite, enlever le placenta, si la délivrance n'a pas été aussitôt faite et tenter la réduction de la tumeur.

Repousser toujours en masse l'utérus, de façon que les différentes parties reprennent le chemin qu'elles ont pris en sens inverse, les portions les plus élevées étant réduites les premières. Cette opération peut être comparée au taxis dans la hernie. Elle en diffère essentiellement, en ce que le pédicule de l'utérus n'est pas dépressible, que la tumeur est habituellement trop volumineuse pour qu'on puisse avec une main restreindre le volume du pédicule, pendant qu'on exerce avec l'autre main des pressions de bas en haut sur toute la masse utérine. Cette manière de procéder avait d'ailleurs le grave défaut de laisser à la masse trop de mobilité et d'exposer à perdre beaucoup de la force employée.

Fixer avec l'une des mains, appliquée sur la paroi abdominale, l'infundibulum déterminé par l'utérus retourné, tandis que l'autre main saisit la tumeur, la paume embrassant le fond de l'utérus et les doigts ses parties latérales. Dans les pressions de bas en haut exercées sur la masse de l'utérus, la main abdominale assure seulement l'immobilité de la tumeur. Celle-ci forme une masse résistante, qu'on force par une pression énergique de repasser de bas en haut à travers l'anneau cervical. Ne pas exercer avec la main une pression limitée sur le fond de l'utérus ; cela pourrait produire une dépression telle qu'au niveau du col, l'utérus présenterait six fois l'épaisseur de la paroi utérine et aurait un volume trop grand pour repasser à travers le col.

Ne pas employer les instruments, parce que leur action est trop brutale et aveugle. On s'exposerait, dans ce cas, à produire des perforations.

Ces tentatives de réduction doivent être ordinairement suivies de succès. Mais en considérant qu'elles semblent avoir été trop souvent infructueuses, on ne peut affirmer qu'il ne surviendra pas telle circonstance où en réalité la réduction restera au-dessus des ressources thérapeutiques.

Alors que faire ? Faudra-t-il laisser les choses en l'état et espérer que l'inversion passera à l'état chronique ? Faudra-t-il amputer la tumeur ?

L'inversion utérine non réduite présente ordinairement un pronostic grave, et l'état des malades paraît si compromis qu'il faut avoir une certaine audace pour amener par une opération in-extrémis la responsabilité d'un insuccès.

Cependant cette opération a été tentée. Si elle a été le plus souvent suivie de la mort de la malade, cette terminaison fatale n'a pas été constante. Elle s'imposerait d'ailleurs dans le cas où la malade survivrait quelques jours, la masse utérine inversée présentant de la gangrène. Dans ces opérations, on a indiqué que la section des artères utérines et utéro-ovariennes était suivie d'hémorrhagies assez graves. Il faudrait donc pratiquer d'abord la ligature, soit en masse, soit en morcelant la tumeur, avant de pratiquer la section. L'insertion n'existe habituellement pas dans l'infundibulum et on n'a pas à craindre de la sectionner.

KYSTES DE LA GLANDE VULVO-VAGINALE
Tillaux.

Fendre le kyste sur toute sa hauteur. Évacuer

le contenu. Faire des lavages avec une solution phéniquée à 1/40. Toucher la face interne avec une solution de chlorure de zinc à 5 0/0. La suture est inutile.

KYSTES DE L'OVAIRE

Tillaux.

L'ovariotomie est le seul mode de traitement des kystes ovariens et parovariens.

Contre indications : volume excessif de la tumeur état général très mauvais, affections organiques graves.

Ne faire la *ponction* que si, l'ovariotomie ne pouvant être faite, il faut soulager la malade ou lui rendre la respiration plus facile.

F. Terrier.

1° L'âge des néoplasmes malins est celui où se développent le plus souvent les tumeurs ovariques kystiques.

2° D'ordinaire les menstrues sont peu influencées par les tumeurs kystiques, il faut peut-être faire quelques restrictions pour les tumeurs qui siègent des deux côtés.

3° Quand ils se développent chez des femmes jeunes, les kystes peuvent déterminer des troubles dans l'évolution de la grossesse et provoquer des fausses couches, non toujours par leur volume, mais par les accidents inflammatoires qu'ils peuvent faire naître.

4° Le début des tumeurs et les accidents qu'elles provoquent n'ont ici rien de spécial.

5° La gravité des ponctions antérieures à l'opération ne peut résulter que de l'ensemencement du liquide kystique par des instruments septiques.

6° Toute altération de la sé·rétion urinaire et surtout la présence de l'albumine est d'un pronostic opératoire fort sérieux, alors même que l'albuminurie n'existe plus au moment de l'opération.

7° Les causes de la mort sont des péritonites aiguës ou des accidents urémiques.

8° Si, après fermeture du ventre, on pouvait soupçonner l'oubli d'un corps étranger dans l'abdomen, il faudrait, rouvrir la cavité abdominale et aller à la recherche du corps étranger.

Lucas-Championnière.

La récidive des kystes était plus commune autrefois qu'aujourd'hui, parce qu'à présent, on y regarde de plus près. Quand on a bien inspecté l'ovaire, on voit ce qu'il est, et en tenant compte de l'âge de la femme, on juge ce qu'on doit faire. Dans le doute, il vaut mieux enlever les deux; mais quand le second ovaire est sain, on n'a guère de chances de récidive. Quant à la grossesse, elle peut se produire même avec un ovaire malade.

Doléris.

On se laisse aller trop facilement à enlever le second ovaire, quand on a été conduit à en enlever un, qui, lui, était réellement malade. On se préoccupe trop, d'une manière générale, de la possibilité d'une récidive.

Quand on a été conduit à extirper un ovaire, il faut tenir compte de deux choses dans l'appréciation de ce qu'il reste à faire. S'agit-il d'une dégénérescence maligne, suspecte, de l'ovaire enlevé, la récidive sur l'autre ovaire a beaucoup de chances pour se produire; il est alors prudent d'extirper aussi celui-ci; d'autre part, il est évident qu'on procédera aussi à cette extirpation au cas où le second ovaire serait lui-même plus ou moins dégénéré.

Il est des chirurgiens qui, s'exagérant cette tendance à la récidive, même quand il s'agit de simples kystes de l'ovaire, extirpent le second ovaire sous prétexte de la prévenir. Il y a là abus.

Il vaut mieux attendre que le second soit atteint à son tour de dégénérescence kystique, pour l'enlever.

Chez quatre femmes opérées d'ovariotomie unilatérale, quatre grossesses se sont en effet produites, grâce à la conservation de l'ovaire sain.

LAPAROTOMIE.

Pozzi.

BLESSURES DE L'URETÈRE. — Bien que situé au dehors du péritoine, l'uretère peut parfois se trouver au contact de certaines tumeurs rétro-péritonéales, telles que des tumeursnées dans le ligament large et en particulier certains kystes paraovariens. Les adhérences qui s'établissent entre l'uretère et ces tumeurs peuvent au moment de l'énucléation amener la déchirure de ce conduit et par suite des accidents mortels, si la lésion passe inaperçue.

Lorsqu'elle est reconnue à temps, la conduite à tenir peut soulever des problèmes très difficiles.

Trois cas peuvent se présenter : 1° Déchirure latérale sans solution totale de continuité. 2° Déchirure complète, interruption de la continuité du canal, mais sans que des connexions soient détruites. 3° Rupture complète avec arrachement de l'un des bouts, généralement l'inférieur, qui se trouve disséqué dans une étendue plus ou moins grande.

Dans le 1er cas, il y aurait lieu de faire une suture très exacte de la plaie avec de la soie fine ; puis, mettre à demeure pendant 8 jours une sonde de Pawlik jusqu'au delà de la suture. Si l'on n'avait pas cet instrument ou qu'on ne réussît pas à pratiquer ce cathétérisme assez délicat, il faudrait amener autant que possible vers l'ouverture abdominale les bords de la cavité opératoire, de manière à provoquer la formation d'adhérences périphériques et d'assurer l'écoulement facile de l'urine au dehors.

Dans les faits de la 2me catégorie, la conduite serait exactement la même.

Quant à la 3me catégorie, le but de l'intervention est d'empêcher l'effusion de l'urine dans le péritoine, soit par l'établissement d'une fistule uretérale, soit par la néphrectomie.

La *néphrectomie immédiate* serait facile, étant donné que l'abdomen est déjà ouvert ; mais elle constitue une opération dangereuse sur une malade qui vient d'absorber une quantité notable de chloroforme et de subir déjà un traumatisme important.

Mieux vaut fixer le bout rénal de l'uretère dans une incision transversale pratiquée à la région lombaire et y mettre une sonde à demeure, de manière à établir une fistule : lier le bout vésical et l'assujettir par des sutures à la partie inférieure de a plaie abdominale.

La néphrectomie secondaire pourra être pratiquée quelques mois après avec succès.

LEUCOPLASIE VAGINALE.

E. Besnier.

TRAITEMENT MÉDICAL. — Injections fréquentes, lotions alcalines après chaque miction et application de pommades, telles que la suivante, destinées à protéger les parties intactes contre le contact des liquides irritants :

> Amidon.............. ⎱
> Oxyde de zinc........ ⎰ àà 25 grammes.
> Vaseline............   40   —

TRAITEMENT CHIRURGICAL. — Dès que la dégénérescence épithéliomateuse se produit, intervenir chirurgicalement: ablation de la plaque avec les ciseaux ou destruction avec le thermocautère.

LEUCORRHÉE.

Ed. Schwartz.

Faire une irrigation vaginale avec de l'eau aussi chaude que possible, introduire le spéculum et sécher avec des éponges et du coton hydrophile. Introduire une quantité suffisante d'acide borique en poudre, pour remplir la partie supérieure du vagin et recouvrir la partie intra-vaginale du col. Tasser la poudre, au moyen d'un tampon de coton absorbant.

Laisser le pansement en place, pendant trois ou quatre jours, et le renouveler, s'il est nécessaire. Les deux premiers jours, il y a encore un léger écoulement aqueux à travers la poudre et le coton, mais il disparaît promptement.

Avdhoui

Préparer d'abord une teinture composée de :

> Semences d'Ajowan pulvérisées.... 10
> Ergotine............................. 5
> Noix vomique en poudre............ 0.50
> Extrait d'opium 0.20
> Esprit de cannelle.................. 100

Faire macérer pendant quatre jours ; passer avec expression et filtrer.

La potion se fait avec cette teinture.

Mêler pour cela une cuillerée à café de la teinture d'Ajowan à de l'eau sucrée, environ un verre à vin de Bordeaux.

La prendre immédiatement après le repas.

User en même temps des remèdes usités contre la lésion de l'utérus.

LIGATURE DU CORDON

Budin.

1º Dans les cas où le cordon est gras et gélatineux la ligature avec le fil ordinaire, même si elle est fortement serrée, peut-être insuffisante pour empêcher l'hémorrhagie secondaire de se produire ;

2º Dans ces cas exceptionnels, on fera bien de recourir à la ligature élastique ;

3º Le fil élastique qui semble devoir être préféré est celui qui mesure 2 millimètres à la filière Charrière ;

4º Le fil élastique exerce une pression continue et forte, qui, rendant les vaisseaux imperméables, empêche toute hémorrhagie secondaire. Il ne présente pas l'inconvénient de sectionner le cordon, comme on aurait pu le craindre.

MAMMITES

Verneuil.

Dans les *mammites aiguës*, pulvérisations phéniquées, ante, intra et post-opératoires, au moyen de solutions à 1 ou 2 p. 100 ; désinfecter ainsi la région, et alors drainer les parties qui suppurent.

Dans les cas de *mammite volumineuse avec fistules* non reliées entre elles et collections purulentes profondes, les pulvérisations fréquemment renouvelées et suffisamment prolongées font avorter les abcès et préviennent l'érysipèle et tout accident septicémique. La rougeur disparaît et le sein diminue de volume.

Lorsque l'intervention chirurgicale est nécessaire, pratiquer les pulvérisations avant et après l'opération : elles aident à la guérison et font disparaître toute chance de fièvre d'inoculation.

Dans le cas de *grosses mamelles chaudes et douloureuses*, fréquent à la suite de l'accouchement, les pulvérisations les font redevenir souples et indolores.

Enfin, dans les *mammites généralisées diffuses*, dont la nature cancéreuse ou inflammatoire est souvent douteuse, trois pulvérisations par jour, de deux heures chacune, produisent la résolution complète.

MÉTRITE DU CORPS ET DU COL

Polaillon.

La *cautérisation intra-utérine*, avec la flèche de pâte au chlorure de zinc laissée à demeure, est un procédé simple, facile. Il ne fait pas perdre une goutte de sang ; il ne nécessite ni la dilatation longtemps préparée, ni l'abaissement de l'utérus, ni la chloroformisation ; il porte en lui-même l'antisepsie nécessaire. Il ne fait courir aucun danger pour la vie. Il n'expose même à aucune complication sérieuse.

L'opération du *curettage* est complexe, sanglante, douloureuse ; elle exige la dilatation préalable de l'utérus, l'abaissement forcé de l'organe, l'anesthésie chloroformique et quelquefois, pour compléter l'action de la curette, une cautérisation plus ou moins intense à l'aide d'un pinceau ou d'un écouvillon. Les suites ne sont bénignes qu'à la condition qu'aucune faute d'asepsie et d'antisepsie n'a été commise pendant et après l'opération.

La fréquence de la guérison est la même avec l'une et avec l'autre opération.

L'*écouvillonnage*, le *curettage*, le *hersage* ne doivent pas prendre une place exclusive.

La cautérisation par la flèche à demeure est d'une efficacité égale, sinon supérieure.

Dumontpallier.

Le chlorure de zinc est le meilleur modificateur. L'employer sous forme de crayons de pâte de Canquoin bien homogène ; la douleur qui se produit peut être atténuée par une injection de morphine.

Le vagin étant lavé par la liqueur de Van Swieten, mesurer les dimensions de la cavité utérine, à l'aide d'une sonde enduite de glycérine et d'iodoforme, puis placer un crayon de la longueur appropriée. Laver de nouveau le vagin, puis placer un tampon dans le cul-de-sac postérieur et un autre iodoformé sur l'orifice du col.

L'hémorragie, l'écoulement purulent s'arrêtent aussitôt. La douleur peut manquer ; habituellement elle se produit sous forme de coliques utérines. La rétention d'urine est fréquente.

Après vingt-quatre ou trente-six heures, la malade perd de la sérosité, puis du muco-pus ; l'eschare sort après quatre à treize jours. Un cathétérisme préventif, vingt à vingt-cinq jours après la cautérisation, éloigne tout danger d'atrésie du col.

Le traitement, au moyen du crayon de chlorure de zinc laissé à demeure dans la cavité utérine, offre de réels avantages, par sa simplicité, son innocuité et la rapidité de la guérison.

Pozzi.

Quand les autres moyens ont échoué, ou quand les malades ne pouvant suivre un traitement qui exigerait des mois, demandent à être guéries rapidement, fût-ce au prix d'une opération, le traitement chirurgical rend les plus grands services.

On fera alors l'*opération de Schrœder*, c'est-à-dire l'excision de la muqueuse malade en cernant l'ulcération par l'incision de façon à l'emporter.

Cette opération donne d'excellents résultats ; elle substitue une surface saine à une surface malade et permet en même temps d'enlever les portions du col sclérosées ou ayant subi une dégénérescence kystique. Elle ne créé pas de cicatrice, et ne saurait, par suite, être un obstacle à l'accouchement, comme de nombreuses observations l'ont démontré.

TECHNIQUE. — Abaisser la fourchette, saisir le col avec une pince, l'attirer près de la vulve, faire un curage complet, méthodique de la cavité utérine et du canal cervical.

1er temps. Incision bilatérale des commissures du col.

2e temps. Ablation d'un segment cuneiforme à base supérieure, comprenant la muqueuse cervicale et les deux tiers au moins de l'épaisseur de la lèvre, par deux incisions au bistouri, l'une transversale, l'autre longitudinale.

3e temps. Résection de la lèvre par la suture du lambeau.

4e temps. Suture de la discission latérale.

Dans la *métrite blennorrhagique* :

Injections vaginales et intra-utérines antiseptiques avec :

N° 1 Nitrate d'argent...............	0 gr. 05
Eau distillée et stérilisée....	30 gr.
N° 2 Chlorure de zinc.............	1 gr.
Eau distillée et stérilisée...	100 gr.

Curettage, cautérisation intra-utérine avec chlorure de zinc concentré, que l'on applique avec de l'ouate enroulée autour d'un porte topique.

A. Charpentier.

Le *petit curettage*, celui du col, est sans effet.

Le *grand curettage* ne doit être pratiqué que lorsqu'il n'y a pas d'inflammation des annexes de l'utérus, salpingite ou ovarite.

Mettre la malade dans la position obstétricale, l'anesthésier, saisir la lèvre antérieure avec une pince à griffe, abaisser la matrice, d'ilater le col.

Faire le curettage avec la curette tranchante, dans de bonnes conditions d'antisepsie avant, pendant et après l'opération ; le faire complet, c'est-à-dire ne s'arrêter que quand on perçoit le cri utérin ; le faire suivre d'un nettoiement en passant un écouvillon trempé dans :

Créosote.......................	20 gr.
Glycérine......................	20 gr.

qui ne rétracte pas les tissus et empêche les hémorrhagies. Pour terminer l'opération, faire passer dans la cavité utérine un courant d'une solution de sublimé à 1 ou 1/2 p. 100, destiné à enlever l'excès du caustique.

Pratiqué de cette façon, le curettage n'occasionne jamais d'accidents; il n'amène pas d'atrésie du col.

Le curettage guérit-il toujours? Non, sans doute, pas plus d'ailleurs que la cautérisation avec le chlorure de zinc ; une seconde opération est parfois nécessaire, comme avec les autres procédés. Il a, sur les cautérisations, un grand avantage, c'est qu'une fois fait, il n'est plus douloureux, tandis que l'application du crayon de chlorure de zinc provoque parfois, pendant deux et trois jours, des douleurs atroces.

Bouilly.

Métrite aiguë. — Repos complet dans le décubitus dorsal. Doses répétées d'opium à l'intérieur, grands cataplasmes sur le bas ventre, injections chaudes dans le vagin d'une solution de pavot, additionnée d'acide borique ou de solution phéniquée faible; irrigations chaudes, additionnées de sublimé à 1 millième; application de tampons glycérinés; lavements.

Éviter l'application des sangsues sur le col et les scarifications.

Surveiller les malades au retour de la période des règles et les prévenir des dangers de toute excitation sexuelle.

Métrite chronique. — Régime, médication reconstituante, traitement palliatif des phénomènes douloureux ou dyspeptiques, cure aux eaux thermales sulfurées chlorurées sodiques, arsenicales ou indifférentes.

Dans les cas légers, irrigations vaginales d'eau chaude à 45°, matin et soir, et prolongées pendant 10 à 15 minutes. Application des tampons ou des ovules glycérinés, laissés en place vingt-quatre heures.

Le plus souvent, curettage ou raclage de la cavité utérine avec dilatation préalable du col.

L'opération est surtout indiquée dans la forme hémorrhagique liée aux *fongosités utérines*, dans les *écoulements leucorrhéiques* muqueux ou muco-purulents.

Doléris.

Le traitement par une opération unique est un objectif illusoire. Les lésions complexes, englobées trop souvent sous le terme univoque de *métrite*, réclament une thérapeutique spéciale. Il faut d'abord distinguer la métrite du col de celle du corps.

La muqueuse du col, malade depuis peu de temps, est parfois susceptible d'une thérapeutique conservatrice, basée sur la poursuite du processus morbide, préalablement mis en évidence par une large dilatation du conduit cervical. Cette dilatation, parfois négligeable quand il s'agit du corps de l'utérus, est indispensable pour le traitement de la métrite du col. En étalant chaque relief, en amincissant et en ramollissant la paroi cervicale, les tentes dilatatrices, laminaire, éponge préparent à la curette et aux topiques appropriés un travail efficace.

Dans les métrites invétérées, on échoue plus souvent qu'on ne réussit; dès lors, il faut renoncer aux mesures conservatrices ; il n'y a plus qu'un remède, c'est l'abrasion nette et régulière de la muqueuse du col par une opération plastique au bistouri.

En présence de l'ectropion inflammatoire rebelle, (vulgairement *ulcération*), la tentation est grande d'user des caustiques à titre d'essai au début, à titre définitif quand il s'agit du fer rouge.

La chirurgie conservatrice doit s'armer du couteau et détruire les tissus malades par une section nette.

L'opération plastique qui enlève est le moyen conservateur par excellence. Par un singulier contraste, ici la prudence est dans l'action chirurgicale, et la conservation fonctionnelle totale est dans le sacrifice d'une partie, non dans les méthodes prétendues palliatives.

Je suis hautement partisan du traitement plastique des lésions du col, dès que le processus tend à la chronicité. Même dans les cas qui paraissent assez simples, l'expérience démontre que les moindres de ces lésions sont souvent incurables par tout autre traitement.

Le traitement doit avoir un triple objectif, correspondant aux trois termes de la pathologie du col utérin, inflammation, traumatisme, déformation.

I. *Traitement de l'inflammation.* — Au début, le traitement est simple ; il doit être *extra* et *intra cervical*. Extra cervical, il consiste à assurer l'antisepsie du vagin par des injections chaudes de sublimé (1 p 1000 à 1 p 4000) et des applications de tampons iodoformés qui soulèvent le col et facilitent la circulation en retour. En cas de sécrétions épaisses ou de gonflement extrême de la muqueuse, on recourt à la glycérine qui produit une action dyalitique utile. Certains vagins s'excorient par la glycérine, il faut alors employer la vaseline iodoformée :

Vaseline................... 30 grammes.
Iodoforme................ 10 grammes.
Camphre ....   2 grammes.

ou, s'il y a des phénomènes douloureux, la préparation suivante :

Vaseline.................. 30 grammes,
Salol.................... 5 grammes,
Chloral.................. 5 grammes.

Concurrement, recourir à un traitement intra cervical, consistant surtout dans la dilatation antiseptique de la cavité et dans des écouvillonnages légers.

Dans les cas de moyenne intensité, la dilatation répétée, suivie du tamponnement antiseptique, peut être utilisée.

Elle est le plus souvent insuffisante et il faut recourir au *hersage*, fait avec une sorte de scarificateur à lames parallèles multiples et tranchantes de 2 à 4 millim., au curage tranchant ou à l'application de certains topiques, tels que le créosote, le napthol camphré, la glycérine iodée :

Iode....................... 1 gramme.
Glycérine................. 2 grammes.

Lors de lésions plus profondes, il faut faire l'ablation de la muqueuse au bistouri, suivie de la thermo-cautérisation légère de la surface cruentée ou la *stomatoplastie*, qui n'est en quelque sorte, qu'une réduction de l'amputation à lambeaux.

La forme interstitielle scléro-kystique est justiciable de l'amputation.

La *ponction* et la *cautérisation des kystes*, qui amène une détente passagère dans les symptômes, n'est qu'un palliatif de courte durée.

II. *Traitement des lésions traumatiques.* — Immédiatement après l'accouchement, on doit faire la *tracheolorrhaphie*. Plus tard on n'opérera que si l'inflammation s'est surajoutée à la lésion traumatique. Le procédé d'Emmet conviendra au cas où la cervicité à son début est susceptible de céder à de petits moyens ; mais dès que l'endométrite est profonde, accompagnée de kystes, il faut recourir à l'amputation de Schrœder, en lui combinant le large avivement et les sutures latérales d'Emmet.

III. *Traitement des déformations.* — Contre la flexion, des séries répétées de dilatation ; contre la conicité, la stomatoplastie ou la section bilatérale ; contre l'allongement hypertrophrique, l'amputation.

Une cause d'échec du curage est l'existence d'une déviation de la matrice : ici l'élément métrite passe au second plan.

L'emploi de la dilatation et de la curette, en matière de déviation, n'est pas négligeable, mais il n'est point curatif. Les insuccès de cet ordre ne doivent pas figurer au passif du curage. De même les lésions des *annexes* : salpingites, ovarites, pelvi-péritonites, caractérisées par des processus végétaux ou nettement hyperplastiques. Le curage n'a d'effet immédiat certain que sur la muqueuse.

L'avenir de la gynécologie est dans l'objectif physiologique. Or, le cautère actuel, les caustiques violents à demeure, sont destructeurs de la vie physiologique de l'utérus. Il faut donc rejeter la cautérisation intra-utérine.

Dans la *métrite puerpérale* :

Curettage, écouvillonage avec un tampon d'ouate hydrophile, trempé dans :

Créosote................ 30 grammes.
Glycérine.................. 30 grammes.

Routier..

L'introduction d'un crayon de pâte au chlorure
de zinc est un moyen aveugle d'agir sur l'utérus.
L'orifice interne du col est toujours spasmodique-
ment resserré, c'est donc sur lui que porte l'action
du caustique ; en revanche, il n'agit pas sur la
partie voisine des trompes. D'où son double inconvénient, l'atrésie du col, ou une opération incomplète.

L'oblitération de l'orifice interne de l'utérus peut
avoir de graves inconvénients, les règles continuent à se produire, les trompes se remplissent
de sang et on assiste à la formation d'une hémato-
salpingite.

Le curettage avec la curette tranchante expose
aussi à l'inconvénient de l'atrésie du canal cervical ; on doit revenir à la curette mousse de Récamier, et éviter le grattage trop énergique du col,
au niveau de l'orifice interne.

Labadie Lagrave.

La métrite étant habituellement d'origine infectieuse, soit puerpérale soit blennhorragique, doit être
traitée d'après les mêmes principes qu'on applique
en général au traitement des inflammations lym-
phangitiques.

Comme dans un cas de piqûre au doigt, compliquée de lymphangite et d'adénite axillaire, on
ouvre, on agrandit au besoin la plaie et on fait
prendre des bains antiseptiques, de même une métrite doit être combattue par la dilatation de l'utérus et la désinfection de sa cavité.

Commencer par aseptiser le vagin au moyen
d'injections de sublimé à 0,5 0/00 qu'on continue

pendant 2 ou 3 jours. Puis, dilater l'utérus avec des tiges de laminaire soigneusement aseptisées. L'introduction de chaque tige doit être suivie d'un lavage du vagin et d'un pansement de la cavité vaginale avec de la gaze iodoformée ou du coton hydrophile, imbibé d'une solution de sublimé.

Une fois la cavité de l'utérus suffisamment dilatée, procéder au tamponnement antiseptique intra utérin. On fait d'abord le lavage de la cavité utérine, puis on y introduit la quantité nécessaire de bandelettes de gaze iodoformée (de 40 cent. de long sur 2 de large) trempées dans une solution de glycérine créosotée au tiers. Eviter en pratiquant le tamponnement, d'abaisser le col, car cette traction peut provoquer de nonvelles poussées inflammatoires.

Renouveller le pansement intra utérin d'abord tous les jours, puis tous les deux jours et continuer ainsi pendant deux ou trois semaines, pendant lesquelles la malade garde le lit.

Au moyen de ce traitement, on guérit très bien tous les cas de métrite, dans lesquels les végétations et les anfractuosités de la muqueuse utérine ne sont pas trop prononcées. Mais comme, dans les métrites chroniques avec villosités, le liquide antiseptique dont est imbibé le tampon intra-utérin ne peut pénétrer dans toutes les anfractuosités, on n'obtiendra dans ces cas qu'une amélioration ou une guérison temporaire. Pour guérir définitivement les métrites de ce genre, on sera obligé de recourir au curetage de l'utérus.

J. Chéron.

L'usage continu des bromures est d'une grande

utilité dans tous les états congestifs de l'appareil utéro-ovarien.

Le bromure de sodium agit surtout sur la nutrition générale, le bromure d'ammonium est spécialement utile dans les excitations cérébrales et le bromure de potassium est le meilleur modérateur du pouvoir excito-moteur de la moelle.

Pour éteindre les réflexes partis de la sphère génitale, pour combattre la paralysie vaso-motrice de la moelle lombaire et du sympathique de la même région, en un mot, pour faire cesser la congestion utérine, aussi bien que les troubles réflexes dont la métrite chronique est le point de départ, donner la préférence au bromure de potassium

Bromure de potassium............ 20 grammes.
Eau distillée.................... 300 grammes.

Prendre une cuillerée à bouche ou un verre à liqueur, après chacun des deux principaux repas.

Le médicament devant être employé d'une façon continue pendant plusieurs mois, ne pas dépasser la dose de 2 grammes par jour.

Il n'y a pas lieu d'associer le bromure de sodium et le bromure d'ammonium au bromure de potassium.

METRORRHAGIES

Tillaux.

Introduire le spéculum, faire un lavage avec la liqueur de Van Swieten ; imbiber un tampon d'ouate hydrophile d'une solution de perchlorure de fer à 33 0/0. Appliquer exactement sur le col ce tampon, bien exprimé, de façon à obstruer l'orifice, le maintenir en place avec deux ou trois autres tampons plus volumineux et secs. Retirer le spéculum, en repoussant au fur et à mesure les tampons. Maintenir les jambes fléchies sur un coussin. Laisser les tampons en place 2 ou 3 jours.

Si ce traitement échoue, dilater le col, racler la muqueuse, la toucher avec un pinceau imbibé d'une solution de chlorure de zinc à 5 0/0.

Hervieux.

Injecter dans l'utérus, avec une sonde à double courant :

Perchlorure de fer a 30°...........	25 gr.
Chlorure de sodium...............	15 gr.
Eau distillée....................	60 gr.

Etendre cette solution de 1 à 4 cinquièmes d'eau.

Bucquoy.

Injections hypodermiques avec :

Extrait d'ergot de Bonjean......	2 gr.
Glycérine.....................	30 gr.

Dujardin-Beaumetz.

Prescrire l'*hydrastis canadensis*, dont l'action vasculaire est démontrée physiologiquement, sous la forme de pilules, de teinture, de sirop, et d'élixir.

1° *Pilules d'hydrastis*. — Les préparer, en réduisant par évaporation 20 grammes d'extrait fluide à 6 grammes d'extrait sec. Elles se formulent ainsi :

Extrait sec d'hydrastis canadensis	3 grammes
— de seigle ergoté.................	1 gr. 50
Fer réduit par l'hydrogène............ ..	1 gr. 50

Pour 60 pillules : administrer deux à cinq pillules, toutes les vingt-quatre heures.

2° *Teinture d'hydrastis*. — La prescrire dans
l'eau, à raison de 20 à 40 gouttes par jour.

3° *Sirop d'hydrastis*. — Préparer un sirop contenant 100 parties d'extrait fluide pour 1000 parties de sucre. Deux à trois cuillerées à soupe par jour.

4° *Elixir d'hydrastis*. — Mélange destiné à mas-
quer la saveur de la teinture d'hydrastis.

Teinture d'hydrastis............	10 grammes,
Élixir de Garus.................	100 grammes.

Chaque cuillerée contient 1 gramme d'hydrastis ;
en prescrire 1 à 2 grammes quotidiennement.

On peut aussi faire des *injections hypodermiques*
avec :

Extrait d'ergot d'Yvon........	1 gr. 20
Eau...........................	8 gr. 80

Un gramme représente 0 gr. 12 de l'extrait d'Yvon.

Huchard.

Ergotine......................	4 gr.
Sulfate de quinine............	4 gr.
Extrait de jusquiame..........	0 gr. 40
Poudre de digitale............	0 gr. 40

Faire 40 pilules ; prendre 5 à 10 pilules par jour.

Terrillon.

Repos dans la position horizontale, le bassin
légèrement élevé, le tronc un peu en contre-bas.

Si l'hémorrhagie persiste, beaucoup de traitements peuvent être employés : moyens directs et
utérins, moyens intra-vaginaux, moyens extra-vaginaux.

I. Moyens utérins. — Le plus employé est l'eau chaude, qui a une action hémostatique certaine.

Lorsque l'utérus est dilaté, par exemple après l'accouchement, porter directement le liquide chaud sur la muqueuse utérine, au moyen de la sonde intra-utérine de Budin. L'hémostase est rapide et facile.

II. Moyens intra-vaginaux. — Le plus souvent, on ne peut faire qu'une injection vaginale. Les instruments doivent être d'une propreté rigoureuse; proscrire les cannules en gomme, qui sont une source de contamination; ne se servir que de celles en verre ou en caoutchouc rouge, que l'on peut faire bouillir. L'eau doit elle-même avoir été bouillie; la laisser descendre à la température de 50°.

Placer la malade dans le décubitus dorsal, le siège soulevé par un bassin, injecter d'abord une faible quantité de liquide, qui n'est guère, après avoir passé à travers le tube, qu'à 45°. Cette eau séjourne facilement dans le vagin, et dès qu'il est rempli, arrêter l'écoulement en pinçant le tube. La malade souffre un peu de la température élevée de l'eau, mais celle-ci se refroidit rapidement; alors recommencer une seconde introduction de liquide. Procéder lentement, de façon qu'un litre de liquide suffise pour une irrigation de quinze à vingt minutes.

L'eau peut renfermer un antiseptique léger, mais cela n'est nécessaire que si la malade est infectée. Ne pas se servir de liquides hémostatiques.

Si l'injection chaude échoue, pratiquer le tamponnement. D'abord laver le vagin à l'eau phéniquée ou au bichlorure, n'employer que des tampons de ouate hydrophile aseptique ou mieux encore des tampons de gaze iodoformée, montées en queue de cerf-volant. Le spéculum permet d'opérer méthodiquement.

III. Moyens extra-vaginaux. — Application de glace sur le ventre ou la vulve, sinapismes, ligatures à la racine des membres, ces moyens donnent rarement de bons résultats.

IV. Moyens médicaux. — Opiacés (piqûres de morphine, lavements laudanisés), qui paralysent le muscle utérin, arrêtent les contractions utérines.

Le seigle ergoté agit d'une manière opposée.

Agir suivant l'indication.

Souvent on ne sait qu'après expérience à quel médicament on doit avoir recours.

V. Traitement général. — Le séjour au grand air, les douches, les eaux salées (Salies de Béarn, Salins du Jura). Le *bain de soleil* est souvent utile. — La malade s'étend sur une chaise longue, placée en plein midi, revêtue d'une robe noire et la tête protégée par un parasol; la température monte à 38°, 38°,5 et il se produit une sudation abondante. Bientôt les pertes diminuent ou cessent et la nutrition s'améliore.

Éviter, en prescrivant inconsidérément du vin de quinquina, d'irriter l'estomac des malades.

Doléris.

Trois ordres de causes aux métrorrhagies sans fibrômes :

1º Elles peuvent tenir à des lésions matérielles de la muqueuse utérine, plus ou moins constatables; endométrite plus ou moins ancienne, polypes muqueux, villeux, ulcérations du col symptomatiques de la métrite.

Il faut agir sur la muqueuse utérine.

Beaucoup de traitements ont été tour à tour

vantés et abandonnés, c'est en un mot le traitement de l'endométrite hémorrhagique. Le *perchlorure de fer*, *l'acide phénique pur*, *l'acide nitrique anhydre*, le *nitrate d'argent*, le chlorure de zinc à 50 0/0, la pâte de Canquoin, telles ont été les substances conseillées et employées parfois, avec succès. Cependant, il est des cas où tous ces remèdes sont inutiles.

Voici comment il faut procéder :

Anesthésier, nettoyer largement, pratiquer la dilatation rapide de l'utérus, puis, faire un vigoureux grattage de la muqueuse.

L'hémorrhagie s'arrête et ne reparait plus.

2º Les métrorrhagies tiennent à des troubles congestifs dépendant d'une perturbation névro-vasculaire, chez les névropathes anémiques ; l'engorgement utérin de Récamier.

Prescrire les toniques généraux, l'hydrothérapie, et surtout appliquer l'électricité.

3º L'hémorrhagie est liée à des lésions ovariques.

Il faut apporter une extrême réserve avant de se déterminer à enlever les ovaires. Il ne faut opérer que si l'on a trouvé une tuméfaction ovarique à marche progressivement croissante. Cette réserve doit être d'autant plus grande que la femme sera plus jeune.

MORT DU FŒTUS PENDANT LA GROSSESSE.

Pinard.

I. *L'œuf est intact et le travail commencé.*
1º Faire une antisepsie complète ;
2º Éviter la rupture prématuré de l'œuf. — Pratiquer le toucher rarement et seulement dans l'in-

tervalle des contractions. Ne jamais rompre les membranes, même quand la dilatation est complète. Si la poche se rompt, faire une injection vaginale et appliquer sur la vulve une compresse trempée dans un liquide antiseptique;

3° Hâter l'expulsion de l'œuf. Si le travail marche régulièrement, faire des irrigations vaginales chaudes, toutes les heures. Si le travail est lent, faire des injections intra-utérines chaudes.

Aussitôt que le fœtus est expulsé, faire une injection antiseptique chaude. Si le décollement du placenta tarde, injections intra-utérines toutes les demi-heures. Si, après la délivrance, il y a absence partielle ou totale des membranes, ne pas introduire la main pour les retirer; faire des injections intra-utérines.

Si le placenta ne se décolle pas, intervenir avec la main.

II. *L'œuf est ouvert et le travail commencé.* — Accélérer le travail le plus possible. Faire des irrigations chaudes vaginales, intra-utérines. Introduire le ballon de Champetier de Ribes.

NÉVRALGIES UTÉRINES.

Letulle.

Injections vaginales avec :

> Antipyrine................ 5 grammes
> Acide borique................ 10   —

Pour un paquet.

NOURRICE (HYGIÈNE DE LA)

Budin.

Les nourrices doivent avoir une alimentation

saine, composée de pain, de légumes, de viande, etc...

Mais cette alimentation ne doit pas être exagérée. Un excès de viande donnerait de mauvais résultats en produisant un lait trop chargé en matière grasse et en sucre.

Il en est de même des boissons: le vin, la bière sont utiles, à condition d'être employés modérément. Ils contiennent, en effet, de l'alcool et l'alcool est mauvais.

OPÉRATION CÉSARIENNE.

Guéniot.

La rupture des membranes avant l'opération est favorable, au point de vue de l'écoulement, ainsi prévenu, du liquide amniotique dans la péritoine.

Faire l'incision exactement sur la ligne médiane, et la plus petite possible, pour éviter l'hémorragie.

Opérer hors du ventre, en énucléant pour ainsi dire l'utérus, afin d'éviter l'épanchement d'eau et de sang dans la cavité abdominale.

Les sutures doivent être rigoureusement aseptiques.

OPHTALMIE DES NOUVEAU-NÉS.

Pinard.

Exprimer sur l'œil du nouveau-né la moitié d'un citron; quelques gouttes suffisent.

Doleris.

Soumettre l'enfant nouveau-né, deux fois par jour, matin et soir, à l'instillation faite dans chaque œil de quelques gouttes d'une solution d'acide borique à 3 0/0.

Valude.

Dès la naissance et avant la section du cordon, (à moins de circonstances particulières, asphyxie, etc.), essuyer doucement les paupières avec un tampon de ouate hydrophile, imprégné d'une substance antiseptique et exprimé. Après avoir débarassé les cils et les bords palpébraux de leur matière grasse, écarter les paupières et insuffler une certaine quantité de poudre d'iodoforme très finement porphyrisé. Ne pas renouveler l'insufflation.

OVARIOTOMIE.

Terrilon.

1º Stérilisation exacte et absolue de tous les instruments par l'emploi de la chaleur et surtout par le séjour prolongé pendant dix minutes dans l'eau bouillante. Cette méthode substituée au simple séjour des instruments dans l'eau phéniquée forte, semble donner une plus grande sécurité.

Quel que soit le degré de chaleur auquel on soumettra les instruments, le principe reste toujours le même, une température très élevée n'est pas absolument nécessaire; en effet, l'expérience a prouvé que, dans la pratique ordinaire, la température de 100º est largement suffisante.

La propreté apparente des instruments doit être, au préalable, aussi parfaite que possible.

2º Lavage de la cavité péritonéale avec une grande quantité d'eau filtrée et bouillie.

Cette méthode, après les opérations difficiles, ayant nécessité des désordres étendus de la séreuse ou son contact avec des substances plus ou moins altérées, est, seule, capable de permettre le nettoyage complet du péritoine et de la partie déclive du bassin, lorsque ces parties contiennent du sang ou des matières venant des kystes rompus. Elle a toujours donné d'excellents résultats. Elle n'a pas causé le moindre accident et elle a procuré plusieurs succès dans des cas très compliqués, en diminuant surtout les causes de septicémie.

Non seulement l'expérience des faits démontre l'importance de ce nettoyage, mais le raisonnement le plus simple indique qu'on ne doit abandonner dans la péritoine qu'une quantité aussi minime que possible de matière susceptible de fermentation.

3o Nettoyage plus exact et plus certain des doigts du chirurgien et de ceux de ses aides : usage de brosses avec rebords en crins, permettant d'agir directement sous la matrice de l'ongle ; usage de l'alcool et du permanganate de potasse ; en un mot emploi successif de tous les moyens capables d'enlever ou de détruire les substances nuisibles existant dans les anfractuosités de la peau ou sous les ongles.

4o Enfin dernière précaution aussi importante, porter à l'ébullition les soies servant pour les ligatures.

5o Pratiquer presque seul les opérations, se servir soi-même et exclusivement de tous les instruments. Un seul aide, maniant les éponges et empêchant la sortie des instestins, n'intervient dans l'opération qu'accessoirement.

OVARITE.

Ferrand.

Dans l'*ovarite congestive*, au premier degré,

repos dans la position horizontale, cataplasmes et fomentations émollientes sur l'hypogastre ; injections et lavements émollients, le tout tiède.

Dans l'*ovarite confirmée*, lavements laudanisés ou belladonés, injections avec les décoctions de morelle, de jusquiame, de têtes de pavot ; onctions avec des pommades à base d'extraits narcotiques ; embrocations avec les huiles et les liniments calmants.

A l'intérieur, prescrire l'opium à doses fractionnées, s'il existe une vive douleur ; appliquer les sangsues à l'hypogastre, sur les fosses iliaques, aux aines, aux grandes lèvres, au périnée. — Calomel à doses altérantes et mêmes purgatives.

Les révulsifs cutanés (teinture d'iode, vésicatoires volants), sont souvent efficaces ; enfin légère révulsion sur l'intestin, à l'aide de purgatifs doux.

Dans l'*ovarite chronique*, employer les mêmes moyens, moins les émissions sanguines.

Dans les paroxysmes douloureux, recourir surtout aux calmants révulsifs et aux altérants.

Conseiller les bains de mer et même l'hydrothérapie marine ; ils agissent à la fois sur la lésion locale et sur la constitution des malades.

OVARO-SALPINGITE.

Doléris.

Il y a débat entre le procédé qui sacrifie radicalement les organes enflammés et celui qui consiste à attendre beaucoup de l'expectation unie à une thérapeutique conservatrice.

Sans être conservateur à outrance, je ne saurais cacher que j'ai été souvent bien inspiré en réservant pendant plusieurs mois une opération radicale, car j'ai vu la guérison obtenue par ce que nous appelons les *petits moyens*, c'est-à-dire: dilatation de la matrice, curage, drainage prolongé, révulsifs, repos, balnéation, massage. électricité, etc. Je ne puis mieux faire que de fournir les résultats de ma statistique.

Sur 140 cas, pris dans une période d'observation de 2 années et suivis assez longtemps, j'ai obtenu, dans plus d'un tiers des cas, par de simples conseils médicaux, le repos, les révulsifs, etc. une amélioration suffisante, pour que les malades aient refusé une intervention quelconque.

Dans 30 autres cas, plus rebelles et avec récidives multiples, j'ai fait la thérapeutique intra-utérine avec succès, sauf dans 8 cas où il s'agissait 2 fois de végétations papillaires de la trompe, une fois de kystes multiples et volumineux du pavillon qui succédaient à l'atrophie des lésions salpingitiques, 3 fois de pyosalpinx, 2 fois de grossesse tubaire abortive ancienne. Reste donc un total de 22 malades qui ont été sinon guéries, du moins assez améliorées, pour ne sentir aucun trouble de l'affection ovaro-salpingienne et je les considère simplement comme améliorées, ce n'est pas qu'elles se plaignent, mais uniquement parce que j'ai occasion de les revoir de temps à autre et que je trouve encore des vestiges de l'ancienne maladie.

Dans 25 cas, où j'ai opéré des lésions salpingo-ovariques invétérées, liées à une déviation, rétroversion ou prolapsus, je reconnais seulement DEUX insuccès, l'un causé par un fibroïde du segment moyen de l'utérus et l'autre par un développement kystique multiloculaire de l'ovaire. Dans les autres cas, la guérison de la déviation a été obtenue ainsi que la cessation complète des troubles dépendant de l'inflammation des annexes. Deux malades sont devenues enceintes ; l'une, stérile, est arrivée à terme, l'autre a avorté par suite d'un cathétérisme intempestif, au deuxième mois.

Enfin dans 39 cas, j'ai opéré d'emblée la laparotomie et l'extirpation des organes en raison de la répartition fréquente des récidives ou de la coexistence de petits néoplasmes, ou de l'existence à peu près démontrée de lésions incurables par leur ancienneté, telles que pyosalpinx, hématocèles tubaires, ovarites hémorrhagiques à gros kystes, tumeurs diverses etc.

En résumé, je puis donc dire que, si, dans un tiers des cas environ, j'ai opéré l'extirpation des annexes, primitivement dans 39 cas, secondairement dans 10 autres, ce qui porte à 49 le chiffre des femmes opérées de la statistique de deux années, j'ai guéri *symptomatiquement* les deux autres tiers sans opérations ou avec des interventions minima.

De plus, sur le chiffre des femmes non opérées radicalement, j'ai observé, avec les 2 cas de grossesse précédemment cités, 7 autres cas, ce qui fait plus de *dix* pour cent, et, je le répète, l'observation ne porte que sur deux années et sur les malades assidûment suivies.

La conclusion naturelle de ces faits est qu'il y a toujours intérêt à commencer le traitement par la thérapeutique dite médicale, suivie par la chirurgie *minima* et ne recourir aux sacrifices définitifs qu'après échec des autres moyens.

Dans un certain nombre de cas, on pourra, ou bien il *faudra* procéder d'emblée à l'extirpation.

PALPER ABDOMINAL

Pinard.

Le palper mensurateur est un procédé d'exploration employé en obstétrique pour déterminer les rapports qui existent entre le volume de la tête fœtale et les dimensions du bassin.

Ce procédé d'exploration doit être considéré comme pouvant remplacer avantageusement tous ceux qui consistent à prendre les mesures du bassin ainsi que celles de la tête du fœtus.

PRÉCAUTIONS PRÉALABLES. — Pour pratiquer le palper mensurateur, il est certaines précautions qu'il faut prendre, si l'on veut obtenir un renseignement utile et en retirer profit.

1° S'assurer de la vacuité du rectum ; dans le cas contraire, avoir soin de le vider au moyen d'un lavement, administré une heure au moins avant l'exploration.

2° Vider la vessie, soit en faisant uriner la femme, soit en pratiquant le cathétérisme. Ces précautions prises, placer la femme de telle sorte que sa paroi abdominale soit dans le plus grand relâchement. Pour cela, elle sera maintenue sur un plan horizontal, la tête appuyera sur un simple traversin. Les oreillers seront supprimés. Les deux jambes seront étendues et ramenées l'une à côté de l'autre ; les deux mains sur les côtés, le long du corps. Placer la femme sur un lit pas trop élevé ; elle devra être plus rapprochée d'un des bords, afin de permettre à l'opérateur une exploration plus facile. L'opérateur sera placé à gauche de la femme, de préférence.

MANUEL OPÉRATOIRE. — On se disposera à pratiquer le palper mensurateur qui sera fait, les mains appliquées à nu sur le ventre. S'informer tout d'abord de l'épaisseur de la paroi abdominale, en faisant un pli à droite et à gauche de la ligne médiane, entre le pouce et l'index. La femme évitera tout effort qui tendrait les muscles de la paroi abdominale. Puis chercher si la tête est en bas; et on ramènera cette dernière au-dessus de l'aire du détroit supérieur, si elle n'y était déjà. On l'abaissera le plus possible, de telle sorte que la présentation devienne franchement transversale. Alors, saisissant la tête entre les deux mains appliquées l'une sur le front, l'autre sur l'occiput, on lui imprimera des mouvements de latéralité, qui auront pour but de mettre un plus grand nombre possible de ses points en rapport avec le détroit supérieur. Cela fait, on portera une main (la droite si on est à gauche de la femme), sur le cou de l'enfant, cette main pressera sur la tête de haut en bas pour l'*appliquer contre le promontoire* sur lequel reposera alors le pariétal postérieur. Cette tête étant ainsi *maintenue et fixée*, l'extrémité digitale de l'autre main sera rapportée au-devant de la symphyse et cherchera en déprimant la paroi abdominale à s'insinuer entre cette symphyse et la tête, tout en continuant à presser avec l'autre main de haut en bas.

On se rendra ainsi facilement compte des dimensions de la tête et des rapports de ces dimensions avec celles du détroit supérieur.

Si l'extrémité des doigts peut s'insinuer facilement entre la symphyse pubienne et la tête, c'est que le diamètre bi-pariétal de la tête est plus petit que le diamètre antéro-postérieur du bassin.

Si encore l'extrémité des doigts ne peut pas s'insinuer, mais rencontre la tête au niveau même de la symphyse, effleurant cette symphyse, c'est que le diamètre bi-pariétal de la tête est sensiblement égal à celui du détroit supérieur : dans ces deux cas, la tête pourra passer à travers le détroit supérieur, qu'il soit rétréci ou non.

Mais si, au contraire, l'extrémité des doigts, en cherchant à s'insinuer, vient butter contre la tête fœtale qu'elle sent déborder, en avant de la symphyse, c'est que le diamètre bi-pariétal de la tête est plus grand que celui du détroit supérieur et plus grand de tout ce qui déborde la symphyse. Dans ce troisième cas, la tête a toutes les chances de ne pas pouvoir passer à travers le détroit supérieur ; et elle aura d'autant moins de chance qu'elle débordera davantage.

Quoi qu'il en soit, la tête étant ainsi maintenue et prise entre le promontoire et l'arc antérieur du pubis, se rendre compte de son engagement facile, possible ou impossible dans l'excavation, selon qu'elle ne débordera pas ou qu'elle débordera la symphyse ; on pourra même apprécier de combien elle la déborde.

Cette constatation est très importante ; car c'est elle qui guide l'intervention du chirurgien.

Causes d'erreurs. — Nous citerons la réplétion de la vessie et du rectum, l'insertion du placenta sur le segment inférieur de l'utérus qui peut s'opposer à l'adaptation de la tête sur l'aire du détroit supérieur et enfin l'existence d'un bassin avec faux promontoire sacré.

Les deux premières causes d'erreurs sont faciles à éviter, il suffit de vider la vessie et l'intestin.

Quant à l'insertion vicieuse du placenta, ceci est plus difficile. Il est vrai que, dans ces cas, en appliquant la tête, au-dessus du détroit supérieur, au lieu d'une résistance ferme, osseuse, on a une résistance moins dure, moins sèche, c'est une sorte de sensation de mollesse. Ensuite la tête sera de préférence portée d'un côté plutôt que de l'autre, plus ou moins rapprochée d'une des fosses iliaques. C'est dans ce cas que le toucher vaginal peut fournir des précieuses indications ; et s'il n'indiquait pas un bassin asymétrique ou un promontoire accessible, et si, d'autre part, on trouvait que le col est dévié latéralement et du même côté que la tête, on pourrait penser à une insertion vicieuse du placenta et en faire le diagnostic.

Les bassins dans lesquels existe un faux promontoire sacré exposent à des erreurs : la tête pourrait passer à travers le détroit supérieur lui-même, comme l'indiquerait le palper mensurateur, mais elle sera arrêtée par le faux promontoire. Dans ces cas encore le toucher sera très utile.

Difficultés. — Le palper mensurateur sera difficile chez les femmes qui ont la paroi abdominale extrêmement épaisse, soit par le fait d'une infiltration adipeuse générale, soit par la présence d'un œdème sus-pubien.

Il le sera encore dans les cas d'hydropisie de l'amnios, avec tension des parois abdominales ; de même aussi dans les cas d'ascite.

Il sera difficile, quand le travail aura commencé et impossible pendant les contractions, douloureuses ou non, de l'utérus.

Les tumeurs de toute sorte : kyste utérin, fibrome utérin, etc., peuvent le rendre difficile.

Il en sera de même chez les femmes très nerveuses et d'une sensibilité excessive. Cette dernière difficulté pourra presque toujours être vaincue par la patience et la douceur.

AVANTAGES. — Le principal avantage du palper mensurateur consiste à simplifier le diagnostic de l'époque à laquelle il faut interrompre le cours de la grossesse, dans un bassin vicié, en ne recherchant qu'une chose : le rapport des dimensions de la tête fœtale à celles du bassin. En effet, avec le palper mensurateur, il n'est pas besoin de s'occuper des accouchements antérieurs, de la configuration de la tête des parents, de leur race, etc. ; il n'est plus besoin de crâniomètres, de pelvimètres et autres instruments quelconques. Le degré de rétrécissement lui-même n'est plus que secondaire, et il n'est pas nécessaire d'avoir exactement le diamètre promonto-pubien minimum, ni de savoir l'âge précis de la grossesse, etc. ; en un mot, les nombreux procédés et moyens d'autrefois peuvent être avantageusement remplacés par un procédé unique : le palper mensurateur. Cette seule considération, simplification du diagnostic, aurait suffi à justifier de son adoption.

Mais là ne se bornent pas ses avantages. En effet, il faut tenir compte de l'innocuité de ce moyen, qui joint encore l'avantage d'être peu douloureux. Car, malgré toutes les précautions antiseptiques que l'on pourrait prendre, on ne saurait jamais être à l'abri, avec la craniométrie, la pelvimétrie, etc., comme on l'est avec une exploration toute extérieure.

Procédé simple et facile, pas ou très peu douloureux, innocuité parfaite, tels sont, entre autres, les principaux avantages du palper mensurateur.

La supériorité du palper mensurateur consiste essentiellement en *l'appréciation exacte* du moment où il faut recourir à l'accouchement provoqué prématurément avec un bassin vicié, et à déterminer s'il y a lieu d'y recourir.

Que devons-nous savoir, et qu'est-il important que nous sachions, en effet, quand nous nous trouvons en présence d'un bassin vicié par le rachitisme ? C'est évidemment de savoir : 1° si l'accouchement pourra se faire à terme ; et 2° s'il ne peut avoir lieu à terme, à quel moment le plus rapproché du terme il pourra se faire.

C'est donc cela que nous devons chercher à reconnaître et non plus le degré de rétrécissement, le volume de la tête fœtale, etc.

Nous avons donc là deux questions différentes à voir, mais qui pourtant ont beaucoup d'analogies entre elles. Et par ce seul fait l'étude de l'une se déduira de celle de l'autre. Voyons donc ces deux cas séparément.

1° *L'accouchement se fera à terme.* — Quelles sont les conditions nécessaires pour cela ? Que les deux facteurs dont on doit toujours tenir compte dans tout accouchement, diamètre du bassin et diamètre de la tête fœtale, soient de même valeur, et *a fortiori*, si le diamètre du bassin l'emportait sur celui de la tête. Que cette tête soit grosse ou petite, que le diamètre promonto-pubien minimum mesure 7, 8, ou 9 centimètres, peu importe, pourvu que les dimensions de la tête fœtale soient en rapport avec celles du bassin. Donc, ce dont il faut tenir compte, c'est de savoir si le diamètre bi-pariétal du fœtus est égal ou inférieur au diamètre promonto-pubien, quelle que soit l'étendue de ce dernier diamètre. Car chaque fois qu'à terme cette condition sera satisfaite, l'accouchement se fera, quels que soient la race des parents, leur âge, le degré de rétrécissement, etc.

2° *L'accouchement, au contraire, ne peut avoir lieu à terme*, si l'on constate que le rapport bipariétal du fœtus n'est plus en rapport de dimension avec celui du bassin.

Nous voyons quelles sont les conséquences utiles que nous pouvons retirer de ces connaissances. En effet, quel que soit le terme de la grossesse, si nous trouvons que la tête peut s'engager à travers le détroit supérieur, si cette tête ne déborde pas la symphyse pubienne, nous laisserons évoluer la grossesse. Si, par exemple, une femme, chez laquelle nous aurions trouvé un rétrécissement de 8 centimètres, était à son septième mois, nous n'interromprions pas sa grossesse à huit mois, pour la seule raison qu'elle est à huit mois, si à ce moment nous constations que la tête ne débordait pas la symphyse ; et examinant cette femme tous les jours ou le plus souvent possible nous n'interviendrions qu'au moment où le palper mensurateur nous indiquerait que la tête tend à déborder la symphyse pubienne. Ainsi donc, nous interromprions cette grossesse à 7 mois 1/2, si à cette époque la tête tendait à déborder la symphyse, comme nous la laisserions aller à 8 mois 1/2, et plus, si elle ne le faisait pas.

Donc, ce que nous devrons chercher, à chaque fois que nous aurons à examiner une femme, ce ne sera plus le degré de rétrécissement de son bassin, si au toucher nous en avons constaté un ; ce ne sera pas non plus l'âge de sa grossesse, ses antécédents, etc., ce sera uniquement le rapport du diamètre de la tête fœtale à celui du bassin.

Budin.

Il n'est pas toujours facile de reconnaître la résistance du dos par le palper abdominal. On sait cependant que le fœtus est disposé de telle façon que le dos est courbé. Si on peut exagérer cette courbure, on applique d'une façon plus exacte la portion dorsale du fœtus contre la paroi utérine et la palpation exercée doucement sur la paroi abdominale permet de reconnaître et de faire reconnaître à des assistants, de la façon la plus manifeste, la résistance particulière qui caractérise cette région. Si la tête du fœtus est au détroit supérieur, il suffira de rechercher le siège et d'y exercer une légère pression pour obtenir ce résultat. Si la présentation du fœtus est transversale, le dos étant antérieur, il faudra exercer une pression sur la tête et sur le visage pour déterminer une application plus exacte du dos contre la paroi antérieure de l'utérus et enfin contre la paroi abdominale. On sera donc obligé dans ce cas de demander l'assistance d'un aide, de façon à pouvoir palper de la main restée libre. Cette manœuvre rend des services incontestables. On peut encore l'utiliser pour obtenir d'une façon plus certaine les résultats fournis par l'auscultation.

PÉRIMÉTRITE.

J. Chéron.

Faire des frictions sur les lombes avec :

Chloroforme............	10 gr.
Ether..................	15 gr.
Alcool camphré........	90 gr.

et sur l'abdomen avec :

Extrait de digitale.....	4 gr.
Alcool.................	Q. S.
Axonge................	40 gr.

Appliquer sur le col un tampon d'ouate imbibée de:

Extrait de digitale....   1 gr.
Glycérolé d'amidon...   30 gr.

PÉRITONITE PUERPÉRALE LOCALISÉE.

Charpentier.

Révulsion sur la masse indurée, teinture d'iode, coton iodé, surtout vésicatoires volants successifs, associés au sulfate de quinine et à un régime légèrement tonique, quinquina, jus de viandes, etc. et une fois la période aigue passée, bains pris avec précaution.

Maintenir les malades au lit, tant qu'il persiste un point d'induration et que ce point est douloureux. Ne laisser les malades se lever que quand la matrice a repris une certaine mobilité.

PÉRITONITE PUERPÉRALE GÉNÉRALISÉE.

Charpentier.

TRAITEMENT LOCAL. — Injections vaginales et intra-utérines phéniquées à 10/1000, à 38 degrés.

TRAITEMENT GÉNÉRAL. — Dès l'apparition du frisson, de la fièvre, de la douleur abdominale, 20 sangsues sur la région hypogastrique. Sulfate de quinine, 1 à 2 gr. — Alcool en grog, 50 à 60 gr. — Extrait thébaïque, 10 centigrammes en 2 pilules. — Naphtol β, 2 gr. 50.

Les sangsues tombées, applications permanentes de glace sur l'abdomen ; contre les vomissements, pilules de glace et d'opium.

Au bout de 3 à 4 jours, si la maladie semble enrayée, lavement glycériné et s'il le faut calomel et jalap, 25 centigrammes de chaque, pour amener une évacuation abondante et facile. Continuation de la glace ou vésicatoire monstre.

Immobilité absolue de la malade.

Attendre la formation des fausses membranes et quand l'état aigu a disparu, que la convalescence s'établit, vésicatoires volants de 6 à 8 centmètres carrés, associés aux bains.

Alimentation très lente et très progressive, pour éviter les troubles digestifs.

Constantin Paul

```
Calomel...................... 0 gr. 10
Sucre blanc en poudre........ 1 gr.
```

Pour 10 paquets, 1 toutes les heures.

Applications de glace sur le ventre, en interposant une flanelle épaisse entre la vessie de glace et l'abdomen. Injections hypodermiques de morphine à 1/50.

PHLÉBITE INFECTIEUSE PUERPÉRALE.

Rendu.

Injections intra-utérines de sublimé à 1/2000, application de tampons iodoformés dans la cavité utérine, curettage.

Quand l'agent infectieux a pénétré dans l'organisme, continuer l'antisepsie utérine. Sulfate de quinine à haute dose. Boissons chaudes alcooliques, sudorifiques (poudre de Dower), lotions vinaigrées froides. Lait, jus de viande.

PHLEGMATIA ALBA DOLENS

Charpentier.

Combattre les phénomènes douloureux par le

opiacés à l'extérieur et à l'intérieur, et avant tout immobiliser le membre, et le maintenir élevé, soit dans une gouttière, soit sur des coussins, de telle façon que la jambe et la cuisse soient dans l'extension, le talon plus élevé que la racine du membre.

Sauf dans les cas où la fièvre est intense, s'abstenir de tout autre traitement,. Dans ce dernier cas seulement, donner le sulfate de quinine.

Mais il est un point capital, c'est de ne jamais permettre aux malades de se lever avant que la fièvre, la douleur et l'œdème aient disparu, et de recommander les plus grandes précautions lors de ce premier lever; en effet, la phlemagtia prédispose aux embolies et celles-ci sont une des cause des plus fréquentes de la mort subite des femmes en couches.

Il ne faut donc pas laisser les femmes passer brusquement de la position horizontale à la position verticale, mais procéder par gradations successives ; permettre d'abord dans le lit la position demi assise, passer ensuite au séjour sur la chaise longue, et enfin, ne permettre la station verticale franche et la marche, que quand tout phénomène morbide aura disparu dans le ou les membres atteints.

Il est indispensable, les premières fois que la femme se lèvera, de lui maintenir la jambe et la cuisse avec une bande de flanelle, qui sera enroulée depuis les orteils jusqu'au pli de l'aine ; et il sera bon, pour peu (et c'est la règle) que le membre enfle par suite de cette position verticale, de faire porter pendant plusieurs mois un bas en tissu élastique, qui soutiendra et maintiendra le membre sans le comprimer.

Si au contraire la phlegmatia devient grave, si

la réaction fébrile est intense, employer le sulfate de quinine, à la dose de 1 gramme ou 1 gr. 50 par jour, et si la maladie se termine par un véritable phlegmon, agir chirurgicalement, c'est-à-dire pratiquer de larges incisions, et faire le traitement antiseptique strict, local et général.

PHTISIE ET GROSSESSE

Tarnier.

Déconseiller le mariage à une phtisique, surtout avant 30 ans.

Si elle est mariée, déconseiller la grossesse.

Si elle est enceinte, l'utilité de l'accouchement prématuré est douteuse, ne pas le conseiller.

Si la femme meurt sans être accouchée, opération césarienne ou accouchement forcé *post partum*.

Si elle est accouchée, déconseiller l'allaitement.

PNEUMONIE ET GROSSESSE

Dujardin-Beaumetz.

Éviter l'émétique, à moins que l'avortement ne soit inévitable. Pratiquer la saignée, seulement lorsque la congestion pulmonaire arrive à un degré inquiétant.

POLYPES DE L'UTÉRUS

Tillaux.

POLYPES MUQUEUX. — Faire l'ablation par torsion ou avec l'écraseur ou avec l'anse galvanique.

POLYPES FIBREUX. — Si le polype est bien pédiculé, après lavage antiseptique du vagin, saisir la partie la plus saillante avec une pince de Museux à arrêt et, par une traction douce et continue, abaisser le polype le plus possible. Enlever le polype avec l'écraseur. Lavage au sublimé. Tampons de gaze iodoformée dans le vagin. Repos au lit pendant 8 jours.

Si le polype est contenu dans la cavité utérine et qu'on ne puisse porter sur son pédicule aucun instrument, enlever avec le bistouri ou les ciseaux de larges tranches de la tumeur, en commençant par le centre. Réduire peu à peu le polype, jusqu'à ce que le pédicule devienne accessible.

PRÉSENTATION DU SIÈGE

Maygrier.

Quelle est la conduite à tenir, dans les cas de présentation du siège décomplété mode des fesses avec enclavement du siège dans l'excavation pendant le travail ?

Dans les positions postérieures, application du forceps, de préférence avec le forceps Tarnier, qui reste bien fixé sur la racine des cuisses, grâce à sa vis de pression. Proscrire le lacs qui peut être dangereux.

Dans les positions antérieures, proscrire absolument le forceps qui échoue presque toujours, et avoir recours au lacs qui donne les meilleurs résultats.

Pour entourer l'aine antérieure avec un lacs, à défaut de porte-lacs, se servir de la main en introduisant le lacs de dedans en dehors.

PROLAPSUS UTÉRIN

Richelot.

Le traitement opératoire répond à deux indications : soutenir l'utérus par en bas, à l'aide d'opérations plastiques sur le vagin ; l'accrocher par en haut à l'aide d'opérations sus-pubiennes.

Les procédés de *colpo-périnéorrhaphie* sont nombreux. Le meilleur est celui d'Hégar. Il consiste à faire une surface d'avivement triangulaire sur la paroi postérieure ; on rapproche ensuite par des fils les deux lèvres de l'incision, et il s'en suit que les parois latérales sont attirées vers la ligne médiane et le vagin notablement rétréci dans une bonne hauteur. J'emploie pour faire l'avivement un modus faciendi indiqué par Doléris ; je fais une incision transversale au niveau de la commissure postérieure, puis je prends avec une pince à disséquer la lèvre antérieure de cette incision, et je décolle la muqueuse avec mon doigt de bas en haut. Quand le décollement paraît suffisant en hauteur, je coupe obliquement de chaque côté avec des ciseaux, de manière à circonscrire un lambeau triangulaire que j'enlève.

L'avivement ainsi terminé, il reste à faire la suture. Voilà encore un point sur lequel les sous-procédés abondent, quant à la nature des fils et la manière de les disposer ; mais ils n'ont pas grande importance. Je me borne, quant à moi, à échelonner de haut en bas une série de points séparés en crins de Florence ; il n'est même pas indispensable d'avoir une régularité mathématique, le tout est de rétrécir suffisamment le vagin. Je laisse ordinairement les fils jusque vers le cinquième jour. Le crin de Florence coupe très lentement les tissus ; on peut même oublier quelques fils sans inconvénient. Si l'opération et les pansements sont proprement faits, la réunion est très facile.

Mais il peut arriver une récidive après l'anaplastie la mieux faite. J'en ai vu peu, et je considère l'anaplastie vaginale comme une méthode ordinairement suffisante. Mais il y a des femmes prédisposées; il y en a dont la puissance de relâchement, pour ainsi dire, est indéfinie.

En cas de récidive, ou quand on la craint, on a comme ressource l'Alexander ou mieux l'*hystéropexie abdominale*. Seulement ces deux opérations, même bien réussies, peuvent laisser se reproduire la chute des parois vaginales, l'utérus restant accroché. Il faut donc, l'anaplastie vaginale étant toujours la base du traitement, considérer les opérations sus-pubiennes comme des auxiliaires.

Dans les cas de cystocèle rebelle, on a proposé d'accrocher la vessie elle-même à la paroi abdominal (*cystopexie*); il vaut mieux, l'utérus ayant été fixé par l'hystéropexie, revenir à la colporrhaphie antérieure, si la vessie reste abaissée, et rétrécir une seconde fois la paroi antérieure du vagin.

L'*hystérectomie vaginale* appliquée à certains prolapsus, est très facile et très bénigne. Mais si elle est utile en supprimant le poids de l'utérus, elle n'empêche pas les parois vaginales de retomber. Il faut donc la considérer comme une opération préliminaire, et s'attendre à faire ultérieurement, soit un cloisonnement vaginal par le procédé de Léon Le Fort, soit une colporrhaphie.

Picqué.

SOINS PRÉLIMINAIRES. — La veille, purger et donner un bain alcalin. Raser le pubis, puis laver au savon, appliquer des compresses antiseptiques pendant la nuit.

Transporter la malade sur le lit opératoire, l'endormir au chloroforme. Pendant ce temps, vider la vessie, et procéder à la toilette du champ opératoire par un lavage au savon, puis à l'éther, enfin au sublimé à 1/1000.

PROCÉDÉ OPÉRATOIRE DE LA COLPOPEXIE INDI-RECTE. — *Premier temps*. — L'orifice externe du trajet inguinal est recherché par le procédé ordinaire ; cette recherche, est facile en s'appuyant sur la situation de l'épine du pubis comme point de repère.

Deuxième temps. — Soulèvement du peloton adipeux. — Le ligament rond ou les fibrilles qui le terminent sont mis à nu et fixés par des pinces : ce temps est délicat et doit être exécuté avec précaution. Une traction douce doit être exercée sur ce ligament, pour amener dans le champ opératoire sa portion terminale résistante. Le relâchement des piliers rend la manœuvre facile. En cas d'hésitation, inciser franchement la paroi antérieure du trajet ; placer une deuxième pince sur le ligament.

Faire la même recherche sur le côté opposé.

Troisième temps. — Le fascia transversalis et le péritoine sont effondrés avec la sonde cannelée.

Quatrième temps. — Attirer doucement le ligament rond. Le prolapsus a été préalablement réduit, et cette réduction suffit pour assurer la manœuvre.

L'aide qui, dans le procédé ordinaire, a mission de soutenir l'utérus, avec une main placée dans le vagin, n'a pas ici d'utilité.

Par la traction, l'ovaire vient ordinairement faire saillie dans la plaie, il faut le réduire.

Cinquième temps. — Placer trois fils dans la corne utérine et les fixer aux piliers, comme dans le procédé d'Alexander.

Faire de préférence un surjet à l'aide d'un catgut résistant ou d'un fil de soie de Czerny ; un deuxième surjet au catgut réunit les parties molles sous-jacentes à la peau et la peau elle-même. Du côté opposé, la même manœuvre amène l'angle utérin dans la plaie : Lorsque, avec le doigt introduit dans la plaie, on s'est rendu compte que l'utérus est fixé contre le pubis, le ligament large tendu par la traction, le chirurgien fixe dans la plaie la portion de ce ligament qui se trouve en rapport avec elle ; c'est, ou le ligament rond ou le ligament utéro-ovarien qu'il faut y fixer, avec un surjet de catgut ou de soie comme il a été dit plus haut : les parties molles et la peau sont suturées de même.

Faire le pansement avec de la gaze iodoformée, présentée en paquets ouverts par le chirurgien.

On le termine au moyen de coton hydrophile, aseptique ; un double spica de l'aine, fait avec des bandes de tarlatane mouillées, puis exprimées, en assure le maintien.

Soins consécutifs. — Lorsqu'aucune complication ne survient, quand la température ne dépasse pas la normale, le pansement est laissé en place jusqu'au neuvième jour.

A ce moment, enlever les points de suture superficiels, et appliquer un pansement occlusif très léger.

La malade a été préalablement constipée, de façon à ce qu'elle n'aille à la garde-robe que quatre à cinq jours après l'opération. On évite ainsi les efforts qui pourraient causer la désunion des sutures profondes.

Sonder la malade, matin et soir, et recommander, le repos le plus absolu ; ne permettre aux opérées de se lever qu'au bout de six semaines. Après ce laps de temps, la cicatrisation est complète, il n'y a aucune crainte de désunion.

PRURIT DE LA VULVE

Tarnier.

Faire d'abord, matin et soir, un lavage avec de l'eau tiède ordinaire, essuyer les parties avec un linge fin, promener rapidement sur la surface des organes qui sont le siège des démangeaisons, une éponge imbibée avec la solution suivante :

Bichlorure de mercure	2 gr.
Alcool	10 gr.
Eau de roses	40 gr.
Eau distillée	450 gr.

Dujardin-Beaumetz.

Faire des lotions avec :

Borax	1 gr.
Sulfate de morphine	0 gr. 10
Eau de roses	80 gr.

J. Cheron.

Dermatol	3 gr.
Vaseline	30 gr.

Appliquer un peu de cette pommade le soir en se couchant, et la laisser en place jusqu'au lendemain matin.

On peut aussi employer le *teucrium scordium*, plante de l'Europe méridionale, à la condition que le prurit ne soit pas d'origine diabétique.

Associer à l'emploi du teucrium un traitement local, lorsque le prurit est entretenu par des écoulements venan tdu vagin ou de l'utérus.

Voici le traitement à suivre :

1° Injections vaginales chaudes, matin et soir, avec deux cuillerées à bouche d'acide borique pulvérisé, dans un litre d'eau :

2⁰ Lotions, trois ou quatre fois par jour, sur la région ano-vulvaire, avec un peu d'ouate hydrophile imbibée de :

> Liqueur de Van Swieten.. ⎱ ãã
> Eau chaude............... ⎰

3⁰ Une demi-heure avant chacun des repas, prendre dans un peu d'eau un des paquets suivants :

Poudre de feuilles de teucrium scordium, 5 grammes, en dix paquets.

Par ce traitement, le prurit vulvaire disparaît en quelques jours, à moins qu'il ne s'agisse de prurit symptomatique du diabète. La guérison n'est durable, que si l'on se rend maître, par un traitement approprié de la vulvite, de la vaginite ou de l'endométrite, voir même si l'on enlève un polype, etc., qui occasionnait l'écoulement irritant, cause véritable du prurit vulvaire.

PURGATIFS APRÈS LA LAPAROTOMIE.

Lucas Championnière.

Chez beaucoup de laparotomisées, il se produit une parésie intestinale, qui ne peut être combattue que par des purgatifs, administrés à petite dose, qui servent ainsi et de pierre de touche et d'agents curateurs.

Felizet.

Les purgatifs ne sont pas indiqués dans toutes les laparotomies.

Routier, Paul Berger et Terrier

On ne doit avoir recours aux purgatifs qu'avec prudence, les perforations intestinales étant toujours à redouter.

Terrillon.

L'administration des purgatifs constitue une pratique excellente. Deux ou trois jours après l'opération, il faut administrer le sulfate de soude à haute dose. Le plus souvent, on peut se contenter de donner du calomel.

PYO-SALPINX

Pozzi.

Il faut distinguer :

1º Les Pyo-salpinx à poche libre, non adhérente, facilement opérables ;

2º Les Pyo-salpinx à poche adhérente, mais énucléables, sans délabrements ;

3º Les Pyo-salpinx à poche adhérente, mais non énucléables, avec fistules, etc.

Pour les deux premières catégories, l'*hystérectomie*, est certainement inférieure à la *laparotomie*, qui est très simple, très bénigne et très efficace, car ici on enlève tout le mal : ce qui est l'idéal de la chirurgie.

Quand il s'agit de poches non énucléables, dans lesquelles la laparotomie est plus difficile, on peut pourtant, à l'aide d'un procédé incomplet, il est vrai, guérir ces malades. Il suffit d'ouvrir la poche, sans tenter l'énucléation, de la laver, de la gratter et l'on obtient des succès véritables en procédant ainsi. Mais ces cas-là sont rares.

Certes, dans ces derniers cas, l'*hystérectomie vaginale* ne saurait être une mauvaise opération; on doit même dire qu'elle est bonne ; mais il faut ajouter aussi qu'elle n'est pas meilleure que la laparotomie avec ouverture de la poche et lavage. L'hystérectomie vaginale ne saurait être indiquée d'un façon formelle que secondairement, après échec du traitement rationnel par la laparotomie s'il persiste une fistule par exemple. Et encore, il ne faut pas oublier que ces femmes-là peuvent guérir à la longue, sans nouvelle interventirn. Enlever l'utérus pour guérir des suppurations pelviennes, cela est comparable à l'extirpation de l'utérus pour endométrite hémorrhagique. C'est un procédé qui ne doit être qu'une *ultima ratio*;

En ce qui concerne l'efficacité de la méthode, on n'en peut rien dire jusqu'à présent, tandis que l'on sait que la laparotomie donne des résultats définitifs merveilleux, même dans les cas graves de pyosalpinx. S'il persiste des douleurs après les opérations de cette nature, c'est qu'on a eu affaire, en général, à de petites lésions, autrement dit à des cas dans lesquels l'intensité des lésions ne justifiait pas l'intervention, à des cas où la note dominante était un trouble d'ordre général plutôt que des altérations organiques locales.

REFLEXE GUTTURAL OU CRACHOTTEMENT APRÈS LES OPÉRATIONS UTÉRO-OVARIENNES

Lucas Championnière.

Les symptômes d'ataxie ou d'adynamie suivent souvent les opérations utéro-ovariennes ; ils sont caractérisés par un symptôme qu'on n'observe après aucune opération grave : c'est un symptôme guttural, une espèce de *crachottement* ; les femmes éprouvent le besoin de cracher constamment ; quand elles ont pu cracher, le besoin persiste, presque aussi insupportable. Dans les cas plus graves, cet effort de cracher se renouvelle sans cesse et il survient même des vomissements. Ce crachotement est très analogue au besoin continuel de cracher qui survient souvent au début de la grossesse.

Pour calmer ces accidents, donner des injections de morphine, en donner même préventivement à certaines malades, chez lesquelles on les redoute beaucoup.

Une fois les reflexes survenus, le chloral paraît utile pour calmer l'agitation ; avant l'opération, les lavements de chloral, à la dose de trois grammes au plus, sont une bonne pratique.

Si le chloral et la morphine échouent, calmer le reflexe guttural et l'agitation avec le bromure de potassium.

RÉSECTION DE L'OVAIRE ET SALPINGOR-RHAPHIE

Pozzi.

Assez souvent, au cours d'une *laparotomie*, on trouve l'ovaire partiellement malade. Ainsi pour certains kystes dermoïdes, pour certains ovaires sclérokystiques. Dans ces conditions, on fait presque toujours l'ablation totale. En réalité, si l'on constate — ce qui est facile avec un stylet — que la trompe n'est pas oblitérée, il est indiqué de n'enlever que ce qui est malade ; puis on rapproche les deux sections avec une suture au catgut bien exacte, pour éviter tout épanchement sanguin. J'ai agi ainsi dans deux cas, après avoir libéré les ovaires prolabés et adhérents dans le cul-de-sac de Douglas ; j'ai déroulé les trompes enroulées en colimaçon, puis j'ai étalé leur pavillon sur l'ovaire, auquel je l'ai suturé.

On a été plus loin et, dans certains cas, on a conseillé de faire une *salpingotomie*, lorsqu'on constatait une hydrosalpingite. Mais je crois que c'est un leurre et que les trompes, capables de rester douloureuses, sont définitivement inaptes à la fécondation.

RÉTENTION DU PLACENTA.

Tarnier.

L'expectation armée consiste, quand on se trouve en présence d'une femme qui vient de faire une fausse couche et dont le placenta est retenu, en :

1° L'emploi du traitement prophylactique, c'est-à-dire des injections antiseptiques vaginales chaudes, à 45 ou 50 degrés, pour éviter la septicémie.

2° Après plus de six heures, quand la rétention est confirmée, quand on n'a ni complications hémorrhagiques, ni accidents septicémiques, on fait une injection intra-utérine, et pour cela on a plusieurs antiseptiques.

Le premier, qui est le plus efficace, est le bichlorure de mercure au 5/1.00; mais cet antiseptique est beaucoup trop énergique; il ne faut pas oublier que nous avons à faire à un utérus malade et qui absorbe très facilement les liquides et étant donnée la fréquence des injections qu'on est obligé de faire, de trois à quatre fois par jour et quelquefois davantage, on a à craindre l'empoisonnement.

Nous en dirons autant pour tous les autres sels de mercure.

L'acide borique, lui, est un antiseptique insuffisant, dans lequel l'accoucheur ne doit avoir aucune confiance.

L'acide phénique est déjà plus facilement maniable, mais il faut d'abord tâter le terrain sur lequel on doit l'employer. Tous les chirurgiens et accoucheurs savent en effet que certaines personnes supportent très mal cet antiseptique, qu'on retrouve dans les urines colorées en noir.

Le sulfate de cuivre aurait encore nos préférences ; le seul reproche que nous ayons à lui adresser, c'est qu'il durcit et rend pour ainsi dire ligneuses les parties vaginales et vulvaires avec lesquelles il est en contact.

Le permanganate de potasse ne nous présente aucun des inconvénients ci-dessus mentionnés. Il offre de plus l'avantage de colorer la solution, et de la rendre ainsi parfaitement reconnaissable. Il est de plus très facilement soluble dans l'eau, et antiseptique même à très faible dose. On peut lui faire le reproche de tacher le linge et les mains de l'opérateur, mais avec une solution de bisulfite de soude, on dissout très facilement les taches produites sur les mains.

C'est donc à cet antiseptique que nous nous arrêterons ; voici la formule que nous employons journellement à la Clinique :

Permanganate de potasse...   50 centigrammes
Eau distillée et bouillie....   1 litre

On fait avec cette solution trois injections vaginales en 24 heures, suivies de suite d'un pansement vulvaire à la gaze iodoformée, et on attend ainsi patiemment la sortie du placenta pendant huit jours, quinze jours, un mois, deux mois.

A un moment donné, la femme est prise de contractions, le col s'entrouvre et on n'a alors qu'à cueillir le placenta qui est à la vulve.

Pendant tout le temps, on prendra, matin et soir, la température de la malade, et on la soumettra à un régime tonique.

Pinard..

Quelle doit être la conduite de l'accoucheur, une demi-heure après la sortie du fœtus, lorsque le placenta est retenu dans l'utérus ?

1o S'il n'y a pas d'hémorrhagie, se rendre compte de l'état de l'utérus ; cette exploration est facile à l'aide de la main appliquée sur la paroi abdominale : ou bien l'utérus est volumineux, mal délimité ; ou bien il est rétracté, consistant ; c'est ce qu'on appelle le *globe de sûreté*. La rétention a lieu, dans le premier cas, par *inertie*, dans le second, par *rétraction prématurée de la matrice*.

Pour vaincre l'inertie de l'organe et provoquer ses contractions, pratiquer les irrigations intra-utérines d'eau très chaude, à la température de 45 à 48 degrés ; avec un liquide aseptique et avec abondance (3 à 6 litres).

Après l'application de ce procédé, l'utérus se rétracte, le placenta se décolle et la délivrance se fait.

La rétention du placenta, soit par rétraction totale de l'utérus, dont le maximum est à l'orifice interne du col, soit par rétraction partielle de l'organe, qui détermine alors l'enchâtonnement de tout ou partie du placenta, sera diagnostiquée par la main appliquée sur la paroi abdominale ; lorsque la rétraction est totale, on sentira l'utérus avec sa forme normale, et, lorsqu'elle est incomplète, l'organe apparaîtra dur, ligneux, mais de forme irrégulière. En pareil cas, l'intervention directe s'impose.

2o Si la rétention s'accompagne d'hémorrhagie, il faut bien se garder d'employer l'ergot de seigle.

Le tamponnement n'est pas non plus une méthode recommandable, il doit être rejeté de la pratique courante, parce qu'il est difficile à faire d'une manière complètement aseptique, du moins dans la clientèle.

Le tamponnement s'accompagne toujours de lésions vulvaires, vaginales, qui augmentent ultérieurement les dangers de l'infection ; malgré toutes les précautions prises, même lorsqu'il est un peu serré, il détermine toujours des craillures de la muqueuse vaginale qui constituent autant de portes ouvertes à l'infection ; lorsqu'il est appliqué trop longtemps, il peut amener la rétention d'urine, l'arrêt des matières fécales, ainsi que la décomposition, la putréfaction des débris organiques retenus dans le vagin.

Quand on est appelé en ville auprès d'une femme perdant beaucoup de sang, il vaut mieux recourir aux injections très chaudes.

Les injections intra-utérines chaudes à 45° amènent non-seulement une contraction totale de l'utérus, mais encore la rétraction de la tunique des vaisseaux. Elles doivent être prolongées jusqu'à la cessation de l'hémorrhagie ; souvent l'irrigation dure 10, 15 et même 20 minutes.

L'eau chaude a encore pour effet, en provoquant la contraction utérine, de hâter la délivrance. Elle assouplit le col et le met en état de céder aux efforts redoublés de la matrice.

En cas d'infection putride, avec élévation de la température, si les injections intra-utérines au biiodure ne suffisaient pas, il faudrait procéder à la délivrance artificielle.

Pour extraire de l'utérus la masse placentaire putréfiée, qui met les jours de la femme en danger, on ne se servira que du doigt qui est le moins aveugle de tous les instruments et qui permet d'opérer en toute sécurité sans faire courir le risque de blesser l'utérus.

Après avoir savonné soigneusement la zone génitale et après avoir coupé les poils exubérants de la vulve, on place la femme dans la position obstétricale et on lui fait une dernière injection vaginale.

L'opérateur qui a lavé, savonné et brossé ses mains, ses avant-bras et ses bras, introduit toute la main dans le vagin, puis un ou deux doigts dans l'utérus pendant qu'avec la main restée libre il appuie par la paroi abdominale sur le fond de l'utérus pour l'empêcher de remonter. Alors il décolle et ramène au dehors la masse placentaire en recourbant le ou les doigts en crochet.

L'opération terminée, on fait une injection intra-utérine chaude, pour enlever les débris et les caillots qui restent encore dans l'utérus.

Mais si le col n'est pas perméable, il faut prendre les divers moyens de dilatation qu'on peut avoir à sa disposition, ballon de caoutchouc, ballon excitateur de Tarnier, etc...

Maygrier et Dumoulin.

Lorsque la *rétention du placnta gemellaire* ou *tri-gemellaire* dure depuis plusieurs jours; quand la femme est en proie à la septicémie la plus grave et profondément infectée : quand enfin, le col est infranchissable pour la main, la dilatation qui demande toujours un certain temps et l'extraction ne semblent offrir qu'une bien faible chance de vie. De même, le curage de l'utérus paraît illusoire: Il serait impossible d'enlever avec la curette un délivre, aussi gros, sans parler des adhérences intimes si fréquentes dans l'avortement.

L'opération de Porro, dans de pareilles circonsrances semble rationnelle, elle serait même indiquée : en supprimant l'utérus, foyer d'infection, elle offrirait à la femme quelque chance de salut.

RÉTENTION DU PLACENTA DANS L'AVORTEMENT.

Tarnier.

1° — Expectation antiseptique, par des injections soit de permanganate de potasse à 1/2000, soit d'eau phéniquée à 20/1000 et pansement iodoformé ou salolé à la vulve.

2°. — Dans le cas de menace d'infection par putréfaction du placenta, recourir au curage digital et antiseptique après dilatation.

3°. — Si l'on est appelé au moment où la septicémie est généralisée, où les symptômes infectieux sont graves, devant l'imminence du danger, pratiquer le curettage de la cavité utérine avec toutes les précautions antiseptiques.

P. Budin.

I. TRAITEMENT LOCAL. — Dans les cas simples, toilette et injections vaginales antiseptiques ; l'arrière-faix s'élimine en général spontanément.

S'il survient des complications graves :

Contre l'*hémorrhagie*, tamponnement exécuté avec toutes les précautions antiseptiques ;

Contre la *septicémie* au début, les injections vaginales antiseptiques, faites toutes les deux heures et même toutes les heures ; si les symptômes d'infection sont graves, injections intra-utérines antiseptiques (sublimé 1 pour 2,000 ou ponr 3,000 acide phénique à 3 p. 100). Pratiquer les lavages intra-utérins avec une sonde assurant le retour du liquide, par exemple avec la sonde à canal en forme de fer à cheval.

II. TRAITEMENT GÉNÉRAL. — Ne pas négliger l'état général et administrer le sulfate de quinine.

Cette méthode — expectation et antisepsie — donne les meilleurs résultats. Elle peut être mise en pratique par tous les médecins et les sages-femmes.

RETRÉCISSEMENTS DU BASSIN, SYMPHYSÉO-TOMIE.

Tarnier

Pratiquer la *symphyséotomie,* si le bassin n'offre au passage du fœtus qu'une largeur de 7 c. 1/2.

Provoquer l'accouchement prématuré; quand la dilatation est complète, la tête fœtale n'ayant aucune tendance à s'engager, faire la symphyséotomie sans aucun instrument spécial; pratiquer la la section de la symphyse de haut en bas, à l'aide du bistouri boutonné, dont le bouton est dirigé par le doigt introduit dans le vagin. Écarter la symphyse.

Si la tête ne s'engage pas, extraire l'enfant par le forceps.

Charpentier.

La symphyséotomie, pratiquée pour la première fois en France par un français Sigault, a joui longtemps d'une certaine faveur ; elle a été abandonnée complètement, alors qu'à l'étranger, et principalement en Italie, elle est fréquemment utilisée.

Elle consiste essentiellement dans la section de la symphyse pour permettre l'agrandissement du bassin, dans le cas de bassin rétréci.

Pratiquée dans les bassins de 85 à 86 millimètres,

la symphyséotomie, grâce aux progrès de l'inta
sepsie, donne des résultats excellents. Elle permet
de sauver presqu'à coup sûr la mère et l'enfant, en
évitant la céphalotripsie. Elle a son champ bien
limité, ses indications bien nettes entre l'accouchement prématuré et l'opération césarienne, et
associée à la première, elle permet de sauver des
enfants pour ainsi dire condamnés à une mort
certaine.

Les résultats sont des plus avantageux et l'opération telle qu'elle est pratiquée par Novi et
Spinelli est, en somme, facile et fort peu dangereuse.

Novi a exagéré, en recommandant la symphyséotomie, au lieu et place de l'opération césarienne,
et en l'associant à l'accouchement prématuré dans
des bassins de 65 à 54 millimètres. Morisani fixe
le chiffre à 67 millimètres.

Pinard.

1º Avec la symphyséotomie peut-on obtenir
sans lésions graves un agrandissement notable du
bassin ?

L'agrandissement du diamètre pelvien est possible, il est notable ; maintenu dans les limites
utiles, il se fait sans autre altération du bassin
qu'un décollement des ligaments antérieurs, des
symphyses sacro-iliaques.

2º La symphyséotomie est-elle à la portée de
tous les accoucheurs et comment doit-on la pratiquer ?

Au point de vue du manuel opératoire, on peut
dire que la symphyséotomie est une opération
facile. L'appareil instrumental se compose d'un
bistouri à lame courte, solide et mince cependant.

La femme étant placée dans le décubitus dorsal

et au bord du lit, on commence par inciser les téguments prépubiens et la graisse prépubienne, sur une ligne verticale médiane sterno-clitoridienne ; cette incision mesurera de 8 à 10 centimètres, pour éviter le clitoris. — On écarte alors les muscles droits dans la partie supérieure de la plaie, pour permettre au doigt de pénétrer dans la cavité prévésicale, et protéger la vessie. On incise la symphyse de haut en bas et d'avant en arrière par plusieurs traits de bistouri. Réserver le ligament sous pubien pour la fin. Ne s'arrêter que lorsque le doigt a pu se promener entre les deux pubis dans toute leur hauteur. On favorisera l'écartement par l'abduction des cuisses.

A ce moment, on couvre la plaie antiseptiquement et on redevient accoucheur.

3° Quelles sont les suites de l'opération relativement à la consolidation du bassin, à la station debout, à la marche et à des grossesses ultérieures ?

Ce que l'on sait sur la consolidation du bassin après la rupture spontanée ou artificielle de la symphyse pubienne pendant le travail ne laisse aucun doute sur la réalité de la guérison. Celle-ci s'obtiendrait même dans un temps relativement assez court, un mois au plus, d'après Morisani et Spinelli. — Quant aux résultats, sur 24 symphyséotomies pratiquées à la clinique obstétricale de Naples par Morisani, il y a eu 24 mères guéries et 23 enfants vivants.

RÉTROVERSION DE L'UTÉRUS GRAVIDE

Tarnier.

Prescrire le repos. Vider la vessie et le rectum. Essayer ensuite de faire la réduction.

RÉDUCTION MANUELLE. — Elle exige souvent le chloroforme. Varier la position de la femme.

1° *Par le vagin.*— Introduire 2 ou 4 doigts ou la main entière dans le vagin. Appuyer sur la face postérieure et sur le bord de l'utérus et le repousser lentement en haut et en avant.

2° *Par le rectum.* — On peut aussi opérer par le rectum.

3° *Par le vagin et le rectum.* — On peut agir à la fois, par le rectum et le vagin.

II. RÉDUCTION INSTRUMENTALE. — Mettre la malade dans la position génupectorale, entr'ouvrir la vulve et introduire un spéculum de Sims, de façon à permettre à l'air de pénétrer dans le vagin. L'utérus exécute alors un mouvement de bascule et reprend sa position normale.

On peut aussi faire la réduction instrumentale avec le pessaire Gariel.

Si la rétroversion est irréductible, provoquer *l'avortement.*

Surveiller les complications, telles que la cystite.

RHUMATISME PUERPÉRAL
Tarnier.

TRAITEMENT MÉDICAL. — Antiphlogistiques, révulsifs (teinture d'iode, vésicatoires, cautérisations). Douches chaudes. Immobiliser le membre malade. Toniques.

TRAITEMENT OBSTÉTRICAL. — L'accouchement prématuré artificiel n'est pas indiqué.

RIGIDITÉ DU COL
Gueniot.

Lorsqu'on a épuisé sans succès les différents

moyens de vaincre la rigidité du col et que l'on se trouve forcé de recourir aux incisions, le meilleur procédé à employer est le suivant :

1° Antisepsie rigoureuse ;

2° Emploi de longs et forts ciseaux, ou, dans certains cas, du bistouri boutonné ;

3° Guider l'instrument à l'aide de deux ou plusieurs doigts ;

4° Par l'introduction un peu forcée de ces derniers dans la cavité du col, provoquer sur les parties à sectionner la formation de reliefs ou de brides, qui seront successivement divisées par l'instrument tranchant ;

5° Multiplier de la sorte les incisions superficielles, plutôt que d'en restreindre le nombre en augmentant leur profondeur ;

6° Enfin, dans le cas où, par exception, les entailles devraient être réduites à deux ou à trois, les pratiquer de préférence sur le diamètre transversal du col, afin d'éviter plus sûrement la blessure des organes voisins.

Porak

RIGIDITÉ SPASMODIQUE. — Elle est rare dans l'accouchement : c'est surtout un accident de la délivrance.

Avant l'accouchement: elle ne présente pas une bien sérieuse gravité. On réussit à la vaincre par l'expectation et les calmants du système nerveux : bains prolongés, belladone, chloral, chloroforme, opiacés, etc.

Après l'accouchement: elle peut devenir l'origine des complications les plus graves : c'est à elle qu'est due souvent l'enchatonnement du placenta. L'opération de Porro a chance de réussir.

RIGIDITÉ ANATOMIQUE. — On ne l'observe pas après l'accouchement, parce que c'est le tissu utérin qui en est cause, que tout le processus pathologique réside dans la difficulté ou l'impossibilité de la distension du col.

On réussit souvent en faisant des incisions sur le col: c'est que la résistance était limitée à l'orifice externe.

Mais, souvent aussi, les incisions pratiquées à plusieurs reprises n'accélèrent pas le travail.

RUPTURE DES MEMBRANES.

A. Ribemont.

1° La rupture des membranes qui constituent les parois de la poche des eaux se fait de deux façons distinctes: tantôt les membranes se rompent simultanément (62/130); tantôt elles se déchirent successivement (68/130).

2° Dans la plupart des cas où la déchirure se fait en deux temps, l'amnios cède en dernier lieu.

3° Le siège de la déchirure est variable. Elle peut être centrale ou périphérique.

4° La forme ne varie pas moins.

5° La déchirure peut occuper le même siège et présenter la même disposition pour chacune des trois membranes de l'œuf; cela se rencontre deux fois sur trois environ, lorsque la déchirure se fait en un seul temps.

Le siège et la forme de la déchirure de chacune des membranes sont dans la même proportion différentes, lorsque la rupture se fait en deux temps.

6° Les enveloppes de l'œuf possèdent une extensibilité, qui varie non seulement d'un œuf à un autre, mais qui diffère souvent pour chacune des membranes.

Le degré d'extensibilité est très peu différent pour les trois enveloppes, lorsque la déchirure se fait en un seul temps.

L'extensibilité du chorion et de la caduque est notablement plus grande que celle de l'amnios, lorsque celui-ci se rompt le premier. Elle est moindre, lorsque le chorion et la caduque cèdent tout d'abord.

7° Les trois enveloppes qui constituent les parois de l'œuf humain possèdent une résistance très variable d'un œuf à un autre, et d'un point à un autre du même œuf.

8° Les trois membranes réunies ont une force de résistance supérieure à celle de l'une d'entre elles prise isolément. Cette résistance peut-être évaluée, pour les cas où la rupture se fait simultanément, à 10 kil.302.

9° Chaque enveloppe à une résistance particulière. La plus solide est l'amnios.

La portion de l'amnios qui tapisse la face fœtale du placenta exige, pour se rompre, une pression (10 kil.054), supérieure à celle (7.988) qui est nécessaire pour vaincre la résistance des autres parties de cette membrane. Les enveloppes les plus faibles sont le chorion et la caduque, qui à elles deux ne possèdent qu'une force de résistance égale à 5 kil. 664.

10° On peut évaluer approximativement à environ 11 kil. 178 la force moyenne des contractions utérines qui ont déterminé l'expulsion du fœtus dans les cas où l'accouchement s'est fait de 5 à 15 minutes après la rupture de la poche des eaux. La force nécessaire a été de 7 kil. 125 au moins, et de 17 kil. 301 au plus.

RUPTURES VÉSICO-UTÉRINES.
Bouilly.

Inciser largement la paroi abdominale sur la ligne médiane; attirer l'utérus déchiré au dehors; jeter un tube de caoutchouc sur le ségment inférieur au dessous de la déchirure, le plus près possible de l'insertion du vagin et pratiquer l'incision de Porro au-dessus de cette ligature.

Malheureusement, il peut être impossible de confectionner un pédicule, quand il y a un délabrement trop considérable de l'utérus et du vagin.

Force serait, en pareil cas, de recourir à l'opération suivante qui est moins radicale. Fixer le pédicule utérin à la paroi abdominale comme dans le procédé d'hystérectomie abdominale avec pédicule extra péritonéal. Ouvrir le cul-de-sac de Douglas et le drainer par le vagin à l'aide d'un gros tube de caoutchouc, ou mieux encore tamponner ce cul-de-sac à l'aide de la gaze iodoformée, à la manière de Miekulicz.

En ce qui a trait à la lésion vésicale, s'efforcer de suturer bord à bord les lèvres de la déchirure. Si les tissus sont en trop mauvais état pour permettre un affrontement exact, fixer la plaie aux bords de l'incision abdominale à côté du pédicule utérin, de façon à fermer toute communication du réservoir urinaire avec le péritoine. Placer enfin deux tubes à drainage accolés dans la cavité vésicale, selon le procédé du *siphonnage* de Perier, dans la taille hypogastrique, de manière à assurer l'évacuation constante et régulière de la vessie.

SALPINGITE.
Tillaux.

Pour extirper la tumeur, faire une incision abdominale plus longue que dans l'ovariotomie. Repousser en haut les intestins et les maintenir à l'aide d'une éponge. Introduire la main dans le bassin pour aller à la recherche de la tumeur et décoller les adhérences d'arrière en avant. Si la trompe se déchire, enlever les débris. Pédiculiser la tumeur du côté de la corne utérine. Faire une ligature à la base et réséquer. Si du liquide tombe dans le petit bassin, laver la cavité avec l'eau filtrée bouillie et tiède.

Labadie-Lagrave.

Remplir les indications suivantes :

1º Ouvrir une large voie d'écoulement à la collection retenue par les trompes;

2º Modifier les congestions du petit bassin, afin d'amener la résolution de la *cellulite pelvienne* et de ses complications.

Faire de grande injections vaginales antiseptiques et le tamponnement à la gaze iodoformée ou salolée.

Obtenir la *dilatalation de la cavité utérine*, à l'aide de tiges de laminaire d'une asepsie parfaite et de calibre croissants, qu'on laisse en place vingt-quatre heures. Faire suivre chaque opération par un pansement de la cavité vaginale avec la gaze antiseptique.

Cette dilatation est, en général, bien supportée ; dans le cas où elle réveille une vive sensibilité péritonéale, des envies de vomir ou des irradiations douloureuses, attendre que le repos, les injections d'eau chaude aient apaisé les accidents, avant d'intervenir à nouveau. Les accidents de péritonite, signalés à la suite de manœuvres gynécologiques, se rapportent à des opérations où l'antisepsie n'avait pas été bien faite, ou à des opérations pratiquées au cours de phlegmasies péritonéales aiguës.

La dilatation obtenue par la laminaire peut donner à la cavité utérine une capacité telle que le doigt y pénètre facilement. Si l'on croit nécessaire une dilatation plus considérable, recourir à l'éponge préparée, qui donne une dilatation plus grande et rend plus facile les pansements intra-utérins.

La dilatation de la cavité utérine permet de décider l'intervention définitive : soit le curettage, soit les pansements intra-utérins simples.

Si l'on constate des fongosités utérines saignantes et nombreuses, ou un écoulement purulent, le *curettage* s'impose. Pratiquer cette opération, en la faisant précéder de toutes les précautions antiseptiques ; gratter minutieusement les angles utérins pour débarrasser et ouvrir l'orifice des trompes ; enfin, le grattage terminé et les fongosités utérines évacuées par une injection intra-utérine très chaude, qui arrêtera en même temps l'hémorrhagie, terminer par une cautérisation profonde de la surface cruentée avec de la teinture d'iode ou de la glycérine créosotée. Compléter par un tamponnement intra-utérin à la gaze iodoformée ou salolée.

On pratique ce pansement de la cavité utérine, après le curettage ou la simple dilatation ; son application permet d'obtenir le drainage de la trompe, qui constitue le principal objectif de ces manœuvres.

Si l'inflammation péritonéale est nulle, et lorsque les organes du petit bassin ont conservé leur mobilité, abaisser le col utérin à la vulve et remplir la cavité utérine de gaze iodoformée ou salolée, imbibée de glycérine aseptique.

Même lorsque l'utérus est déjà fixé et immobilisé par la cellulite pelvienne ou que son abaissement réveille la réaction péritonéale, provoque même quelquefois des poussées phlegmasiques en déchirant les brides fibreuses, faire le pansement de l'utérus au fond de la cavité vaginale, sans exercer sur le col une traction, qui serait dangereuse ou inutile. Employer soit le dilatateur à trois branches, soit un petit spéculum utérin, du modèle du spéculum nasi et monté sur une longue tige munie d'un écarteur. La cavité utérine est ainsi largement ouverte, ce qui facilite l'introduction de la gaze.

Renouveler ces pansements tous les deux jours d'abord, puis tous les quatre jours et continuer pendant deux ou trois semaines.

Dès que la collection salpingée diminue de volume et que les douleurs ont disparu, laisser l'utérus revenir sur lui-même, mais continuer les pansements et l'antisepsie, à l'aide de crayons au salol ou à l'iodoforme, que l'on laisse fondre dans la cavité.

Ordonner le repos au lit ou sur une chaise longue pendant toute la durée du traitement.

Modifier la congestion pelvienne par des injections d'eau boriquée très chaude (à 45° centigrades), répétées deux ou trois fois par jour, suivant le cas.

Ne pas négliger la révulsion, avec l'ignipuncture répétée sur l'hypogastre, à l'aide du thermocautère, de préférence aux vésicatoires volants.

Enfin grands bains, frictions stimulantes sur le corps avec l'eau de Cologne ou le baume de Floravanti, comme modificateurs généraux de la nutrition.

Ce traitement, institué avec précaution, donne

une amélioration rapide et quelquefois la guérison.

Lorsque ce traitement aura échoué, recourir à la *salpingotomie*

Ne pratiquer la *laparotomie immédiate* que dans les cas urgents, lorsqu'on se trouve en présence de ces énormes salpingites suppurées, vastes abcès pelviens, qui menacent le péritoine et infectent l'organisme par leurs produits septiques.

L'intervention radicale et rapide sera indiquée : s'il y a des poussées répétées de pelvi-péritonite, que rien n'améliore et que rien ne saurait éviter ; s'il y a des douleurs très vives, qui rendent l'existence insupportable ; et surtout lorsque l'état social de la femme ne lui permettra pas de garder le repos et de se soumettre à un traitement de longue durée.

Mais, à part ces cas, déterminer strictement les indications de la castration et ne pas s'y résoudre trop facilement.

SALPINGITE BLENNORRHAGIQUE
Terrillon.

Les moyens médicaux peuvent améliorer l'état et même procurer l'apparence de la guérison, mais on ne peut affirmer que la maladie ne reviendra pas, même après un long temps de repos.

Contre la douleur, le repos au lit est excellent.

L'irrigation vaginale est encore un bon moyen ; la malade étant couchée dans la position de l'examen au spéculum, injecter dans le vagin une certaine quantité d'eau chaude ; dès que la malade accuse une sensation de chaleur trop violente, arrêter l'irrigation en oblitérant l'orifice vulvaire. Après quelques minutes, recommencer. Il doit passer dans le vagin environ 1 litre de liquide dans une heure.

Les vésicatoires et les pointes de feu, appliqués sur la paroi abdominale, produisent aussi de bons effets.

Contre la *constipation*, très fréquente, employer les purgatifs répétés.

Contre les accidents de *pelvi-péritonite*, repos absolu, cataplasmes, révulsifs et sangsues.

SALPINGITE TUBERCULEUSE
Terrillon

TRAITEMENT CHIRURGICAL. — L'ablation des parties malades par la *laparotomie*, doit être discutée à plusieurs points de vue, qui comprennent; l'indication générale de l'opération; les bénéfices que la malade peut en retirer au point de vue local, enfin, les avantages qu'elle doit y trouver au point de vue général.

Il est certain qu'une lésion tuberculeuse des trompes et des ovaires, surtout quand elle a commencé à donner des poussées inflammatoires du côté du péritoine, est soumise aux mêmes lois que les autres tuberculoses locales. Celles-ci sont toujours traitées chirurgicalement, quand la région le permet, et surtout quand on peut enlever le mal dans sa totalité. C'est là une règle sur laquelle tous les chirurgiens modernes sont d'accord. Non-seulement cette ablation radicale permet de débarrasser la malade d'une source de douleurs et d'accidents variés, mais elle a aussi l'avantage d'empêcher une propagation à distance de ce foyer tuberculeux.

La *tuberculose de la trompe et de l'ovaire* rentre donc dans la loi normale, puisque, grâce à la laparotomie, actuellement presque inoffensive, on peut enlever entièrement les parties malades.

LEFERT *Prat. gyn.*   12

Il serait préférable de faire de bonne heure, l'ablation des annexes de l'utérus atteints de tuberculose, aussitôt que la maladie est reconnue, et qu'elle a commencé à donner des accidents péritonéaux si graves, et qui ont un retentissement si considérable sur la santé des malades. Malheureusement, le diagnostic au début est difficile, dans la plupart des cas.

Il est vrai que chez les malades où la lésion est volumineuse, douloureuse, et a déjà donné lieu à quelques accidents du côté du péritoire, on peut entreprendre l'opération sans avoir de notion bien définie sur la nature exacte des lésions. Dans cette dernière condition, on a rendu un double service à la malade, en la débarrassant d'une lésion tuberculeuse, c'est-à-dire inguérissable, et d'une maladie qui provoque des accidents graves et sousouvent mortels.

Dans un grand nombre de cas, l'extirpation totale doit être difficile, la séparation des organes malades avec les parties voisines est pénible, on est obligé, au lieu de séparer les adhérences, de sculpter pour ainsi dire en plein tissu induré. Aussi, quand il existe un abcès tuberculeux, il est assez difficile de ne pas perforer la poche, et d'empêcher la pénétration du pus dans la cavité péritonéale.

Cet accident m'est arrivé dans quatre opérations, et généralement il se produit vers la fin de la décortication, quand on cherche à séparer la tumeur et l'utérus, auquel elle est très intimement unie. Une perforation survenue dans ces circonstances a un grave inconvénient, qui est d'infecter le péritoine avec ce pus tuberculeux, et par conséquent de provoquer une péritonite purulente grave. Cependant, dans un grand nombre de cas, on peut éviter ces inconvénients, si on a soin d'enlever toutes les parcelles du pus épanché, et par conséquent de nettoyer à fond la cavité du bassin et la surface des anses intestinales.

Voici en quoi consistent ces précautions particulières.

La première, et la plus importante, est d'agrandir l'ouverture abdominale du côté de l'ombilic, de façon à manœuvrer facilement dans la cavité du bassin. On ne doit pas se contenter, pour enlever ces tumeurs adhérentes dans la profondeur du bassin, de l'incision étroite qui permet l'introduction des trois doigts, et qui suffit pour extraire les autres salpingites, encore petites et peu adhérentes.

Il est nécessaire d'agrandir la plaie du côté de l'ombilic.

Cette précaution étant prise, il faut, à mesure que la décortication commence, généralement vers la partie postérieure de la tumeur, glisser aussi profondément que possible des éponges munies d'une pince. Ces éponges, qu'on dispose entre la main qui pratique la décortication, et les intestins refoulés en arrière, ont pour but de protéger ces derniers du contact du pus, s'il y a rupture de la poche; en pratiquant cette protection avec soin, on peut facilement éviter le contact nuisible du pus.

Mais cette manœuvre ne suffisant pas toujours, et ne laissant pas assez de liberté à la main qui opère, employer la main d'un aide. Celle-ci introduite entre la main de l'opérateur et les éponges, soulève ces dernières en haut et en arrière, du côté de l'angle sacro-iliaque. La masse intestinale est ainsi soulevée et éloignée du champ opératoire. Cette manœuvre facilite beaucoup, après l'ablation des parties malades, le nettoyage du bassin. Cette cavité devient ainsi accessible aux éponges, et surtout à l'eau bouillie, qui est employée largement pour le lavage de cette cavité.

Un gros drain, qui plonge jusque dans le fond du bassin, derrière l'utérus, et ressort par l'angle inférieur de la plaie abdominale, doit toujours être disposé avec les plus grandes précautions.

Il peut rester en place de 36 à 48 heures, suivant les cas, et donne toujours issue à une grande quantité de liquide pendant les premières heures.

Grâce à ces précautions, on peut enlever, sans grands dangers, bon nombre de salpingites tuberculeuses suppurées et volumineuses.

SALPINGO-OVARITE

Péan et Paul Segond.

Faire l'ouverture des collections purulentes pelviennes et l'ablation des annexes par la voie vaginale, avec ablation préliminaire de l'utérus enlevé par morcellement. Il y a nécessité d'enlever l'utérus, cause première de l'infection.

Il est possible d'ouvrir de vastes collections sans pénétrer pour ainsi dire dans la cavité péritonéale, protégée par des adhérences.

Bouilly.

TRAITEMENT INDIRECT. — C'est l'ensemble des moyens dirigés contre la cause première de l'infection tubaire : repos, grands bains, révulsifs *loco dolenti*, vésicatoires, pointes de feu, etc., injections vaginales, attouchements de la muqueuse utérine à la teinture d'iode, à la glycérine créosotée ; curettage ; cures thermales.

Il peut donner quelques résultats dans les formes récente de salpingite catarrhale et interstitielle.

TRAITEMENT DIRECT. — Enlever les organes malades soit par la voie abdominale (*laparotomie*) soit par la voie vaginale (*hystérectomie vaginale*).

Une première condition est l'accessibilité par le vagin ; de plus, il faut que se soit une vraie collection, évacuable par une seule incision, ce qu'on reconnait bien, à la palpation bimanuelle, par la consistance et la fluctuation partout égales. Enfin il est indispensable que la suppuration tubaire soit unilatérale.

Le manuel opératoire est le même que pour les autres abcès pelviens, avec cette différence qu'ici la collection ne bombe pas dans le vagin : il faut que la main d'un aide, appuyant sur l'hypogastre, l'abaisse sur le doigt de l'opérateur. Ce doigt sert de conducteur à un trocart, qui ponctionne et le long duquel on débride ; puis on élargit cette incision avec une pince, on met un drain et on lave jusqu'à ce que le liquide ressorte clair. Avec le doigt, on sent battre les artères vaginales, et on les évite avec soin.

En résumé, la laparotomie est la méthode de choix, mais il est des cas où elle paraît devoir être mal supportée et alors la voie vaginale est appelée à rendre de réels services.

Terrillon.

L'hystérectomie vaginale est une opération rationnelle, dans les cas de suppurations anciennes avec parois épaisses, difficile à enlever par la voie sus pubienne, ou quand il y a de nombreuses adhérences intestinales.

Auvard.

Tous les jours, matin et soir, pendant une heure à une heure et demie, appliquer sur la région hypogastrique au niveau de l'ovaire un sac de plomb de chasse du poids de 1 kilo et introduire en même temps dans le vagin un pessaire à air de Gariel.

La compression exercée pendant deux à trois heures par jour, est bien supportée, quoique souvent elle devienne assez pénible pour la malade, à la fin de chaque séance.

Outre la compression, administrer des douches vaginales chaudes et des lavements froids.

On constate les signes suivants : le ligament large, très douloureux auparavant, est presque indolore ; à la place de l'ancienne tumeur, grosse comme un œuf de poule, dont il était le siège, on sent nettement la trompe qui a le volume d'un porte-plume à sa partie moyenne ; à l'extrémité de la trompe, l'on trouve l'ovaire dont le volume est à peu près le double de ce qu'il est à l'état normale. La malade n'éprouve plus aucune douleur dans l'abdomen.

SARCOMES DE L'UTÉRUS.

Terrillon.

L'*hystérectomie vaginale* étant rarement praticable, vu le grand volume que prend si rapidement le corps utérin, c'est à l'*hystérectomie sus-vaginale* que l'on doit le plus souvent recourir.

Dans le cas de *sarcome interstitiel et diffus*, l'existence fréquente d'adhérences étendues rend cette opération redoutable.

Dans le cas de *sarcome-pédiculé*, il faut bien se garder de se borner à l'ablation des tumeurs apparentes, non-seulement au point de vue de la rapidité plus grande de la récidive, mais aussi en égard aux chances de septicémie, d'hémorrhagie au niveau d'une ligature placée en plein néoplasme.

Dans le cas de *sarcome intra-utérin*, le curettage, au besoin répété plusieurs fois, constitue un pis-aller très acceptable, mais il faut s'attendre, dans les premiers jours qui le suivent, à des poussées fébriles assez violentes, dues à l'auto-infection par les produits septiques de la cavité.

SEPTICÉMIE INTRA-UTÉRINE.

Auvard.

Après avoir nettoyé antiseptiquement la vulve et le vagin, saisir et attirer le col de l'utérus avec deux pinces de Museux. Débarrasser l'intérieur de l'utérus des débris qui y sont retenus. Prendre une bande de gaze iodoformée à 15 pour 100, longue de 5 mètres, large de 15 centimètres environ, assez épaisse, et l'introduire soit avec le doigt, soit avec la main dans l'intérieur de l'utérus. L'introduction doit être successive et faite en retirant et en faisant de nouveau pénétrer le doigt ou la main dans l'utérus. Quand la cavité utérine est comblée, détacher les pinces de Museux, et introduire le reste de la bande dans le vagin, jusqu'à ce qu'un simple bout vienne faire saillie à la vulve.

Comprimer l'abdomen à l'aide d'une bande de toile, ou d'un bandage de corps. Laisser le tamponnement vingt-quatre heures en place, l'enlever en exerçant simplement des tractions sur l'extrémité laissée à l'orifice vulvaire.

SEPTICÉMIE PUERPÉRALE.

Tarnier.

Elle est produite par le *streptococcus* et le *staphylococcus pyogénes*.

Les microbes sont détruits par les antiseptiques suivants :

	Empêche le développement	Détruit les jeunes cultures
	gr.	gr.
Sublimé à 1 pour 1000,....	0,015	0,05
Biiodure de mercure ioduré	0,04	0,015
Sulfate de cuivre..........	0,165	0,25
Thymol avec 1/4 de soude. cartique	0,165	0,50
Oxycyanure de mercure..	0,05	0,75
Chlorure de cuivre.......	0,67	0,83
Naphtal 6	0,700	1,00
Créosoline Pearson.......	2,00	9,3
Acide borique...........	3,3	7,6
Hydrate de chloral.......	4,00	10,00

La quantité est rapportée à 1 litre de bouillon de culture.

Nous recommandons, pour la pratique obstétricale.

Sublimé à	0,20	ou 0,25	pour 1000
Acide phénique à ,.......	20,00	30,00	—
Permanganate de potasse..	0,25		—
Sulfate de cuivre.........	5,00		—

Bouchard.

Les émanations de matières putrides, les substances chimiques volatiles qui se dégagent d'un foyer de putréfaction, et non des microbes, produisent une intoxication dont l'un des effets sur le système nerveux est d'empêcher la dilatation des vaisseaux.

Dans ces conditions, le streptocoque, qu'il existe déjà sur notre tégument interne, ou qu'il vienne de la contagion médiate, pourra pénétrer sans rencontrer les cellules qui englobent et détruisent l'agent pathogène dans les conditions normales. L'infection pourra se réaliser.

De même, dans une salle d'accouchées où se trouvent des malades atteintes de gangrènes utérines, vaginales ou vulvaires, les produits chimiques volatils qui se dégagent de ces matières putrides peuvent produire cette intoxication favorable à l'infection.

Quelles sont les surfaces normales par lesquelles peut pénétrer le streptocoque virulent.

C'est le pharynx et en particulier les amygdales, l'intestin et en particulier les plaques de Peyer, la surface des alvéoles pulmonaires. Il peut pénétrer aussi par les points les plus divers où le tégument externe est altéré ou excorié : écorchures de la peau, sillon d'élimination du cordon ombilical, etc.

Il est donc bien démontré qu'il existe d'autres voies que la voie génitale par lesquelles puisse s'introduire l'agent pathogène de la septicémie puerpérale.

Guéniot

1º En viciant l'air des appartements, les émanations méphitiques deviennent une cause active d'accidents puerpéraux.

2º L'intoxication méphitique, pendant la grossesse, s'effectue surtout par les voies respiratoires ; après l'accouchement, elle se produit plutôt par les surfaces saignantes au contact des liquides et des solides contaminés.

3° La septicémie qui en résulte n'est pas de nature suppurative, son foyer principal réside dans la cavité même de l'utérus, où, sans doute, à la faveur des produits du méphitisme, le vibrion septique paraît trouver des conditions propices à son développement.

4° Pour réaliser, à cet égard, une bonne hygiène préventive, on doit s'efforcer de maintenir toujours pure l'atmosphère des appartements, en veillant en particulier à la propreté des cabinets d'aisance et de toilette, etc.

5° Enfin, dans le cas où ces pratiques auraient été omises, le traitement des septicémies de cette nature doit consister :

a. Dans la suppression immédiate et absolue des sources de méphitisme.

b. Dans la purification aussi complète que possible de tout l'appartement ;

c Dans l'emploi de la quinine, des alcooliques à haute dose et des antiseptiques sous toutes les formes, spécialement des solutions phéniquées en injections intra-utérines.

Charpentier.

Alcool, sulfate de quinine ; vésicatoires, ouverture du phlegmon, drains, lavages phéniqués.

Pinard.

TRAITEMENT PROPHYLACTIQUE. — On ne peut pas songer à appliquer un pansement de Lister sur la vulve ! il faut tenir compte du voisinage de l'anus et de la vessie, de la possibilité de l'expulsion de gaz fétides par l'anus, de la diarrhée, de la nécessité de la miction. De toutes les régions du corps, le périnée est la plus refractaire à l'application d'un pansement solide antiseptique. Les chirurgiens eux-mêmes l'avouent, et cependant ils n'ont pas, comme nous, à tenir compte de l'écoulement lochial.

Il faut recourir aux irrigations continues.

L'outillage est réduit à une simplicité telle qu'on peut la pratiquer sans difficulté, non seulement à l'hôpital, mais aussi dans la clientèle.

Le liquide à employer sera d'abord une solution de biiodure de mercure à 1/2000, pour laver le canal utéro-vagino-vulvaire : chez les albuminuriques ou chez les femmes qui ont eu une perte énorme de sang, on se sert pour le même usage d'une solution saturée de Naphtol β.

Pour l'irrigation continue, on se sert habituellement d'une solution d'acide de phénique à 1/300 le premier ou les deux premier jours; on passe ensuite à une solution plus faible (1/600). De cette façon, l'irrigation continue peut se faire pendant 6 à 8 jours, sans que la femme présente de phénomènes d'intoxication.

La température du liquide doit toujours être la même, et on la maintient entre 33° et 40°. La femme peut bien supporter le liquide à cette température : elle a une sensation plutôt agréable et les refroidissements ne sont pas à craindre; un autre avantage du liquide tiède, c'est que, la contractilité des fibres utérines étant toujours excitée, la stagnation du liquide dans la cavité utérine devient impossible.

Doléris.

On peut essayer des injections, pour commencer; mais si l'affection persiste, il est imprudent de s'éterniser dans ces pratiques insuffisantes.

Le curage de l'utérus, suivi de la médication antiseptique ordinaire, est probablement le meilleur procédé à employer.

Plus hâtif sera le curage, plus grandes seront les chances de guérison rapide et certaine.

SEVRAGE DE L'ENFANT.

Budin.

L'enfant sera sevré le plus tard possible, de 15 à 18 mois.

Le pain, la viande, les légumes, le vin, l'alcool, le café, etc., seront donc sévèrement proscrits, car ils amènent de la diarrhée et de l'amaigrissement. L'enfant incapable de digérer de pareils aliments prend un aspect tout particulier : son facies est émacié, sa peau est ridée, ses membres sont grêles et par opposition, son abdomen est volumineux, distendu par des gaz qui se sont développés dans l'intestin : il a un ventre de batracien. Si l'on n'y prend garde, il finit par succomber.

Ne sevrez pas les enfants pendant l'été, car le lait s'altère plus facilement dans cette saison et devient la cause de diarrhées graves.

SUBINVOLUTION UTÉRINE.

J. Chéron.

TRAITEMENT MÉDICAL. — Prescrire :

Teinture d'Hydrastis............	4 gr.
Elixir de Garus.................	20 gr.
Sirop simple....................	30 gr.
Eau distillée...................	120 gr.

Prendre la moitié de la dose, par jour, en quatre fois.

TRAITEMENT ÉLECTRIQUE — DISPOSITIF.— La batterie qui fournit l'électricité est composée de vingt à soixante couples au bioxyde de manganèse. Elle est assez incommode à transporter, parce qu'elle contient du liquide; en revanche, elle est économique.

Un collecteur double permet d'utiliser successivement tous les couples pous répartir également l'usure. Le même collecteur permet de changer graduellement la direction du courant sans choc et sans déplacement des excitateurs, la manette du collecteur qui se trouve sur le chiffre le plus faible étant toujours négative par rapport à l'autre. Il y a en outre un renverseur du courant, agissant par le simple glissement d'un levier.

A l'appareil est annexé un galvanomètre, qui permet de s'assurer de la force du courant. Ce n'est pas là un dispositif inutile, l'usage du galvanomètre permet seul de prendre des observations sérieuses et d'un caractère scientifique.

L'appareil se compose encore d'un rhéostat et d'un métronome.

Le rhéostat, gradué de un à deux mille ohms et interposé entre la source d'électricité et le métronome, est une véritable caisse de résistance, formée par des bobines, que l'on peut à volonté faire traverser ou non par le courant; il atténue la puissance des couples et empêche la production d'une étincelle de rupture au contact du régulateur d'interruptions lorsqu'on fait fonctionner à la fois un certain nombre d'éléments. Quelques tours supprimés à un écran permettent d'employer ces différentes résistances fournies par les bobines et inscrites en face de chaque écran, dont le rôle est de supprimer ou de permettre le passage du courant à travers les bobines, suivant qu'il établit ou non le contact.

Le métronome se compose d'un mouvement d'horlogerie, qui actionne un balancier horizontal, terminé à chacune de ses extrémités par une pointe métallique. Ces pointes plongent alternativement dans une petite cuve à mercure, de sorte que lorsque les électrodes sont en place, l'une, la positive est dans le col de l'utérus ; l'autre, la négative qui doit être à large surface et formée d'une substance bonne conductrice, sur l'abdomen ; le contact de la pointe métallique avec le mercure ferme et établit le courant. Comme ce contact n'a lieu qu'à chaque mouvement du balancier, le passage du courant est intermittent et instantané.

En ayant soin de régler l'instrument, de façon à ce que la pointe métallique ne fasse qu'effleurer le mercure, on obtient un choc d'une brièveté extrême et dont la durée est pour ainsi dire inappréciable.

On peut avec ce métronome avoir des interruptions de toute durée : il suffit de régler convenablement le balancier. Elle est en générale d'une seconde.

Sa durée d'interruption est naturellement égale à celle de reprise du courant.

MODE D'APPLICATION. — De deux électrodes, l'une, la positive, est destinée à pénétrer, si cela se peut, dans le col même de l'utérus. Si cela n'est pas possible, soit parce que le canal cervical est trop étroit, soit parce qu'il est dévié, on la place dans le cul-de-sac postérieur. Elle consiste en une sonde métallique en cuivre ou en platine, garnie d'un corps isolant, excepté à ses extrémités, dont l'une, celle qui est destinée à être introduite dans le col ou dans le cul-de-sac, est renflée en forme de cylindre plein. Cette extrémité interne est recouverte d'un linge fin ou de coton absorbant, afin d'atténuer l'action chimique qui se produirait au contact du cuivre sur la muqueuse, ce qui altérerait l'électrode.

On doit avoir soin de plonger dans l'eau chaude cette extrémité interne de l'électrode pour faciliter le passage du courant.

Par son autre extrémité, elle est reliée par le fil conducteur au pôle positif de la pile.

L'électrode abdominale ou négative est appliquée sur la paroi antérieure du ventre, au niveau de la tumeur, elle doit être à large surface et formée d'une substance bonne conductrice. On peut employer à cet effet une plaque de plomb ou d'étain flexible, perforée de trous à égale distance les uns des autres, recouverte d'une couche d'amadou et d'une peau de daim ou de chamois. Cette électrode doit également être plongée dans l'eau chaude, pour faciliter le passage de l'électricité.

Voici les raisons pour lesquelles il faut placer le pôle positif sur l'utérus, et non le pôle négatif; c'est parce qu'il ne faut pas se préoccuper du tout de l'électrolyse chimique; ce n'est pas à dire qu'il n'y ait pas de résultats chimiques et nutritifs produits, mais ce qu'on recherche ce sont les secousses et le resserrement des vaisseaux. Or. le courant descendant, celui qui va du pôle positif au pôle négatif, congestionne davantage que le courant ascendant. Puis, avec le courant ascendant, la petite étincelle et la sensation de brûlure qui se produit au moment de la rupture du courant s'établit au niveau de la peau de l'abdomen : elle est ainsi plus supportable que si elle avait lieu au niveau de la matrice elle-même.

L'intensité du courant est variable de 25 à 60 milliampéres. Les intensités faibles sont employées au début du traitement et on augmente progressivement la force du courant.

Le nombre des séances est variable suivant la rapidité des effets que l'on veut atteindre, les exigences de la vie sociale, la tolérance de la malade. Il ne faut pas qu'elles soient trop répétées, ni trop espacées. Trois fois par semaine est un nombre suffisant au début.

La durée des séances doit être courte ; au début, de cinq à six minutes environ, puis, à mesure qu'il y aura accoutumance, on en viendra à des séances de quinze à vingt minutes.

En général, pourvu qu'on observe soigneusement tous ces ménagements, les malades supportent très bien ce genre de traitement, et les petits agacements nerveux qui peuvent exister au début disparaissent très rapidement.

SUGGESTION ET HYPNOTISME EN OBSTÉTRIQUE.

Auvard.

1º L'hypnotisme est susceptible d'être provoqué pendant l'accouchement, mais d'habitude avec plus de difficulté qu'à l'état normal ;

2º Pendant le travail, l'hypnotisme peut vraisemblablement exister sous toutes ses formes : catalepsie, léthargie, somnambulisme ; toutefois, nous n'avons pas trouvé d'observation de catalepsie qui ait été nettement signalée ;

3º L'avantage de l'hypnotisation pendant l'accouchement est d'amener l'anesthésie. La suppression de la douleur pourra être obtenue, soit par simple léthargie, soit par le somnambulisme ou sans suggestion ;

4⁰ L'insensibilité est loin d'être le résultat constant de l'hypnose provoquée pendant la parturition. A côté des cas où le succès a été complet ou à peu près, il y en a d'autres où on a totalement échoué et d'autres enfin où le succès a été partiel ;

5⁰ Les insuccès sont dus, soit à ce que la sugtion est mal ou incomplètement acceptée, ou à ce que la douleur utérine fait passer de l'état léthargique ou de l'état somnambulique à l'état de veille. En d'autres termes, la contraction utérine douloureuse est une cause continuelle de réveil, contre laquelle ne peuvent efficacement lutter les moyens qu'on emploie d'habitude pour provoquer l'hypnotisme. Dans cette lutte entre l'utérus et l'hypnotiseur, la victoire reste souvent à l'utérus, surtout pendant la période d'expulsion ;

6⁰ Certaines femmes accouchant en souffrant dans l'état second ne se rappellent plus leur douleur dans l'état premier ; on peut conclure à tort de cette absence de mémoire au succès de l'hypnotisme comme anesthésique :

7⁰ L'hypnotisme ne paraît pas avoir l'influence nette sur la marche du travail, si ce n'est peut-être un certain ralentissement dans les contractions utérines ;

8⁰ L'hypnotisme n'étant qu'un anesthésique inconstant, incomplet d'habitude et dont nous avons constaté les inconvénients, comme d'autre part on possède dans le chloroforme, le chloral, des moyens bien plus sûrs, on ne peut conseiller son emploi dans la pratique obstétricale qu'à titre tout à fait exceptionnel ;

9⁰ Cependant, sans entraînement préalable (cas relativement très rare chez les sujets très facilement hypnotisables), il nous semble qu'on pourra, sans grand inconvénient, provoquer le somnambulisme ou même la léthargie pendant la dilatation du col; mais, pendant la période d'expulsion, on laissera l'hypnotisme de côté et la parturiente, ramenée à son état normal, sera soumise, s'il y a lieu, aux anesthésiques ordinaires, au chloroforme, par exemple, donné à dose obstétricale;

10° A côté de l'hypnotisme véritable, il y a la suggestion à l'état de veille, l'emploi du pseudo-chloroforme ou autres moyens semblables, qui, chez les esprits facilement impressionnables, pourront atténuer les douleurs. L'emploi de cette méthode est à conseiller, car ses inconvénients sont nuls et ses avantages souvent réels.

SUPPURATIONS PELVIENNES

Péan.

1° Les suppurations pelviennes qui ont pour point de départ l'appareil génital interne de la femme peuvent être divisées en *suppurations types* (il n'existe pas d'autres lésions pelviennes que la suppuration), *suppurations mixtes* (accompagnées d'une affection quelconque des organes voisins : sténose vaginale ou utérine, tumeur utérine), et *suppurations compliquées*, avec ouverture du foyer dans une cavité splanchnique;

2° Les plus difficiles à traiter sont celles qui durent depuis longtemps et qui ont provoqué des désordres graves du côté de l'utérus et de ses annexes;

3° La discussion principale relative au meilleur mode de traitement porte aujourd'hui sur la question suivante : vaut-il mieux enlever les annexes seules par la voie abdominale en laissant l'utérus en place, ou enlever l'utérus et les annexes par la voie vaginale ?

4° L'extirpation de l'utérus et des annexes par la voie vaginale (méthode de Péan) est préférable à l'extirpation isolée des annexes par la voie abdominale pour les raisons suivantes :

(a) Elle est d'une exécution facile dans les cas simples, beaucoup plus facile dans les cas graves compliqués ;

(b) Elle est plus fidèle dans ses résultats, permet beaucoup mieux d'évacuer complètement les foyers purulents, de les laver et de les draîner; elle expose beaucoup moins à la continuation et aux récidives du processus.

(c) Elle donne une voie beaucoup plus favorable à l'écoulement du pus et des liquides morbides.

(d) Elle n'expose pas à la suppression d'une fonction qu'il serait possible de conserver ; car, par des incisions exploratrices convenablement faites dans les culs-de-sac vaginaux, on peut se rendre compte de l'unilatéralité ou de la bilatéralité des lésions et régler son intervention.

(e) La mortalité est presque nulle et les résultats éloignés sont plus favorables qu'avec l'extirpation abdominale.

(f) Elle supprime les dangers d'éventration avec lesquels il faut compter à la suite des laparotomies.

(g) Dans les suppurations pelviennes mixtes et compliquées, l'extirpation par la voie vaginale est la seule méthode qui convienne : la technique opératoire comporte des modifications légères d'après la nature des affections concomitantes et des complications.

Paul Segond.

Dans le traitement des suppurations pelviennes, les interventions graves comme la *laparotomie* ou l'*hystérectomie* seront toujours scrupuleusement réservées aux femmes chez lesquelles il est impossible de se contenter d'une chirurgie plus conservatrice, soit qu'on ait la conscience d'en avoir épuisé les ressources, soit que l'urgence du cas particulier défende toute temporisation.

L'*hystérectomie* est indiquée dans tous les cas de suppuration pelvienne qu'il est aujourd'hui classique de traiter par la *laparotomie* avec ablation bilatérale des annexes.

Au point de vue de la sécurité comme à celui des ressources opératoires, l'hystérectomie ne le cède en rien à la laparotomie. Tout opérateur expérimenté qui voudra bien s'exercer au vrai manuel de l'opération en conviendra très vite ; et, bien entendu, je parle uniquement ici de l'hystérectomie par morcellement de Péan, laquelle est caractérisée par la combinaison variable de deux manœuvres fondamentales : le morcellement par résections transversales successives des deux valves utérines obtenues par section transversale de l'organe après solide hémostase préventive, et le morcellement par évidement central sans hémostase préalable de la zone utérine correspondante. Ces deux manœuvres peuvent triompher pour le mieux de toutes les difficultés, sans qu'il soit avantageux de leur substituer la section médiane de Müller, que Quénu et Routier voudraient remettre en faveur, ou de les faciliter par les débridements vulvaires que Chaput vient de conseiller.

Les indications de l'hystérectomie sont les mêmes

que celles de l'ablation des annexes par laparotomie. Ce qui nous importe pour décider l'intervention, ce n'est donc pas le fait de la purulence, c'est la bilatéralité et l'incurabilité médicale des lésions péri-utérines, et dès lors l'objection tombe d'elle-même. Je ne conteste point que les indications de l'hystérectomie, ainsi précisées, ne puissent encore laisser place à l'erreur et j'accepte très bien qu'il faille donner la préférence à la laparotomie, chaque fois qu'un diagnostic paraît douteux. Mais je n'en maintiens pas moins ma conclusion et je la répète : si l'hystérectomie est réservée aux seuls cas dans lesquels la bilatéralité des lésions semble, de par les données cliniques, aussi nettement assurée que leur incurabilité médicale, j'estime que l'intervention par les voies naturelles conserve toutes les garanties d'une opération rationnelle et pleinement justifiée.

Nos résultats thérapeutiques sont bons et durables ; en nombre de circonstances, nous triomphons des lésions suppuratives les plus graves ; nos opérées ont même plus de sécurité et de satisfaction sans cicatrice qu'avec le plus séduisant des surjets ; enfin l'hystérectomie est souvent moins grave que la laparotomie.

G. Richelot.

J'ai traité 144 malades atteintes de suppuration pelvienne et j'ai eu 9 morts, soit 6,25 o[o de mortalité.

Dans 24 cas, il s'agissait de fibrome compliqué d'abcès ; les 120 autres se rapportaient à des affections des trompes. Sur ces 12 cas, il y avait 39 cas de suppuration grave et j'eus 4 morts. Deux fois la mort survint parceque je ne fus pas assez habile ou assez heureux ; deux fois, parce qu'elle était inévitable et qu'il s'agissait de femmes opérées in extremis.

Toujours je me suis servi de pinces à demeure qui ne m'ont donné aucun mécompte, n'ayant jamais dérapé et ayant toujours parfaitement assuré l'hémostase.

Enfin, j'ai toujours opéré par morcellement.

Sur les 39 cas de suppuration, j'ai fait 12 fois l'ablation totale des annexes ; 5 fois, j'ai fait l'ablation unilatérale ; enfin, chez les 22 autres malades, j'ai laissé trompes et ovaires.

La rétraction s'est opérée avec une promptitude remarquable, sans accidents de rétention et sans fistules.

C'est une opération qui me paraît bien supérieure aux incisions préconisées par Laroyenne.

Quant au parallèle a établir entre l'*hystérectomie* et la *laparotomie*, je crois que, faute de bien connaître l'opération, on a été au début tenté d'exagérer la gravité opératoire de la *castration utérine*. D'ailleurs, les deux opérations ne s'opposent pas, mais se complètent. C'est précisément quand les adhérences inextricables ont rendu l'opération par l'abdomen impossible, que l'hystérectomie donne les meilleurs résultats

J'ai dû quinze fois faire une castration utérine, après avoir fait la *salpingotomie* qui n'avait pas suffi à guérir les malades : c'est qu'il y a des utérus qui ne s'atrophient pas après l'ablation des annexes et qu'il faut enlever. On peut ainsi, d'abord enlever un organe inutile et nuisible ; on a la faculté de largement drainer.

Ma conclusion est donc que dans les affections suppuratives, l'*hystérectomie* est la méthode de choix; dans les affections non suppuratives, la *la-parotomie* peut donner de très bons résultats.

SYPHILIS ET GROSSESSE.

Alfred Fournier.

Instituer le traitement mercuriel, dès le début de la grossesse, chez les femme en puissance de syphilis. L'influence du traitement spécifique chez les femmes enceintes se fait sentir de deux façons :

1º En diminuant la fréquence des avortements ;

2º En préservant souvent l'enfant de l'infection syphilitique.

Non seulement le traitement n'a pas une influence fâcheuse sur la mère et sur le fœtus, mais encore l'influence est des plus heureuses.

La proportion des avortements, chez les femmes enceintes syphilitiques qui sont traitées par l'iodure seulement, est de 80 pour cent, tandis que, chez celles qui sont soumises au traitement mercuriel, la proportion n'est que 15 pour cent et chez celles qui ne font aucun traitement 50 pour cent.

On doit commencer le traitement, dès que la syphilis a été constatée et même, si l'on était appelé pour constater la syphilis des parents, avant que la conception ait eu lieu : on aura d'autant plus de chances d'agir efficacement pour la préservation de l'enfant qu'on s'y sera pris plus tôt.

Le traitement de la syphilis, chez la femme enceinte, doit durer au moins autant que la grossesse en tant que maladie pouvant provoquer l'avortement.

Le mercure seul, ou, quand il le faut, combiné avec l'iodure de potassium peut-être administré par les voies digestives. L'une des préparations les plus anciennement employées est certainement la liqueur de Van Swieten, mais, chez la femme enceinte, le sublimé corrosif qui entre dans cette liqueur incite la muqueuse gastro-intestinale et bientôt n'est plus toléré.

Si l'ingestion du mercure sous ces dernières formes ne peut être continuée chez certaines malades, sous peine d'entraîner des inconvénients plus ou moins graves, il sera préférable de recourir aux frictions mercurielles.

Pour éviter la salivation, il faut faire laver la bouche des malades avec une solution de chlorate de potasse 4 à 5 fois par jour.

E. Besnier.

Dans la *syphilis pendant la grossesse*, administrer les toniques et les agents spécifiques.

I. MÉDICATION TONIQUE. — Bonne alimentation sirop d'iodure de fer, préparations de quinquina.

II. MÉDICAMENT SPÉCIFIQUE. — Tous les jours, administrer une des pilules :

Bichlorure de mercure........	1 cent.
Glycérine....................	Q. S.
Extrait thébaïque............	} ĀĀ 5 m.
— de gentiane............	

F. S. A. une pilule. L'adjonction de la glycérine a pour but de rendre la pilule de consistance molle.

En même temps, prescrire l'iodure de potassium, à la dose de un demi gramme à 1 gramme.

Continuer le traitement, pendant toute la durée de la grossesse ; l'augmentation du poids de la malade sera la mesure de son efficacité.

TAMPONNEMENT DE L'UTÉRUS ET DU VAGIN.

Tarnier.

Qu'entend-on par un *tamponnement cervical*?

Lorsque la plaie, source de l'hémorrhagie, est située sur la face interne des parois du col, n'intéressant qu'une partie de la couche musculaire, le sang s'écoulera en passant par l'orifice externe, — c'est dans ces cas qu'il sera le plus souvent inutile de bourrer la cavité vaginale; on pourra se contenter d'un tamponnement, directement appliqué dans le col, — *tamponnement cervical.*

Pour cela, la femme mise dans la positon obstétricale, le col amené à la vulve, les diveres précautions antiseptiques ayant été prises, on introduit quelques tampons un à un, en les tassant fortement, dans l'intérieur de la cavité du col. Un petit nombre, 5 à 6, suffit en général.

Parfois cependant, il pourrait se faire que, malgré la présence de ce tampon, l'hémorrhagie reparut, les boulettes de ouate se laissant traverser par le sang; en ce cas, le mieux serait d'achever son œuvre en recourant au *tamponnement vaginal.*

Si la couche musculaire tout entière est intéressée, si la déchirure vient diviser l'orifice externe formant ainsi deux lèvres nettement séparées, le tamponnement cervical sera alors insuffisant; il faudra recourir d'emblée au *tamponnement vaginal,* seul capable d'arrêter l'hémorrhagie.

Deux cas peuvent se présenter : hémorrhagie intense, hémorrhagie peu intense, auxquels répondront deux modes de tamponnement, l'un *tamponnement vaginal incomplet,* l'autre *tamponnement vaginal complet.*

Le premier est simple à faire et ne demande

aucun outillage spécial, quelques bourdonnets de ouate ou de charpie, un morceau d'amadou suffiront. Ces tampons seront appliqués sur la portion du col déchiré et fortement comprimés par la main qui les aura introduits, puis laissés en place.

Mais si ce traitement est insuffisant, si malgré l'application de ce tampon, l'hémorrhagie persiste, il faudra alors sans retard recourir au seul traitement curatif, au *tamponnement vaginal complet*.

Le tamponnement le plus simple sera le meilleur. On pourra employer pour le faire des matières diverses, dont la préférable est sans doute la ouate, mais parfois il faudra se contenter d'étoupe, de charpie, ou de linges déchirés, lorsqu'on n'aura rien de mieux sous la main.

Avec la matière choisie, on fera une série de bourdonnets de la grosseur d'une noix, attachés chacun en leur millieu par un fil, qui, après l'introduction, pendra hors de la vulve et en facilitera l'extraction. Dans les cas pressés, on n'aura pas souvent le temps de placer un fil sur chaque boulette; l'inconvénient en sera faible; il faudra un peu plus d'attention, lorsque l'on enlèvera le pansement.

Les bourdonnets ainsi préparés seront rendus aseptiques, soit en les plongeant dans une solution antiseptique : sublimé au 1/5000, acide phénique au 1/20, ou mieux permanganate de potasse au 2/1000, soit simplement, et faute de mieux, en les plongeant quelques minutes dans l'eau bouillante.

Soigneusement exprimés, ils seront, au fur et à mesure de leur introduction, enduits d'un corps gras, vaseline, cérat, huile, qui en facilitera le glissement.

Le tamponnement peut se faire en laissant la

femme sur son lit, dans la position dorsale habituelle, les jambes écartées, le siège légèrement soulevé à l'aide de draps pliés ; parfois cependant, si le lit est trop élevé, s'il est trop large, il sera nécessaire de mettre la femme dans la position obstétricale.

Après avoir vidé la vessie, vidé le vagin des caillots qu'il contenait et donné une injection vaginale chaude qui en aura activé le nettoyage, on introduira deux doigts de la main gauche, ou même la main entière, dans le vagin, jusque sur la plaie ; puis, à l'aide d'une pince, on ira porter un à un jusqu'à l'extrémité des doigts, les bourdonnets que la main introduite pressera sur la partie saignante.

Dans les cas légers, un petit tamponnement suffit ; et c'est à ce moment qu'il s'agit de voir si l'hémorrhagie est légère ou grave.

Si après l'introduction de 5 ou 6 tampons, que l'on tiendra solidement appliqués, on voit que le sang cesse de couler, on pourra borner là le traitement.

Mais si l'hémorrhagie persiste, si les tampons d'abord introduits sont rapidement imbibés de sang et le laissent sourdre, si même on doit abandonner la malade à des mains inexpérimentées, il faudra parachever son œuvre et remplir complètement la cavité vaginale. On continuera alors d'introduire un à un les bourdonnets, les tassant fortement avec la main placée à l'intérieur, jusqu'à ce que la cavité en soit complètement pleine.

Il est difficile d'évaluer le nombre exact des tampons qu'il est nécessaire d'employer, ce nombre variant d'après la grosseur qu'on leur a donnée. Il en faudra en général une trentaine ; plutôt plus que moins.

Le tamponnement fini, il faut le fixer, car sous l'influence des mouvements de la femme, des contractions des muscles abdominaux, le tampon finirait par être expulsé. Dans ce but, on appliquera sur la vulve, empiétant sur le périnée, un gâteau de ouate ou de charpie et par dessus un bandage en T, qui sera solidement fixé à un bandage de corps entourant les reins de la femme.

Quand la femme aura été anémiée et épuisée par une hémorrhagie abondante, il faudra relever ses forces par des excitants ; on lui donnera du grog chaud, on aura recours aux piqûres d'éther. On maintiendra en outre autour d'elle une température chaude, et on aura soin de la placer sur un plan légèrement incliné, la tête en bas ; ce qu'il sera facile de réaliser en soulevant légèrement les pieds du lit.

Duplay.

Avant de procéder au tamponnement complet du vagin, vider la vessie par le cathétérisme et débarrasser le rectum à l'aide d'un lavement. Puis pratiquer une grande irrigation vaginale avec un liquide antiseptique et chaud, de manière à entraîner les caillots de sang hors du vagin et en même temps d'aider à l'hémostase par l'action de la chaleur.

Le spéculum de Sims étant mis en place, introduire les tampons (qui doivent être de la grosseur d'une petite noix et munis d'un fil), en procédant de la manière suivante :

Le premier tampon sera appliqué dans le cul-de-sac postérieur, et comme il est généralement insuffisant pour remplir ce cul-de-sac, on en applique un ou plusieurs autres, jusqu'à ce que ce cul-de-sac soit comblé. On procède de même en avant et latéralement, et c'est seulement lorsque le fond du vagin, au pourtour du col, ne présente plus de vide que l'on obture l'orifice du col, à l'aide d'un tampon sur lequel on en accumule d'autres, en ayant soin de ne laisser entre eux aucun interstice. On doit donc les serrer avec une certaine force, sans cependant les tasser violemment.

Lorsque la partie profonde du vagin est ainsi exactement remplie, on réunit tous les fils des tampons en un faisceau que l'on ramène dans un des plis inguinaux, Puis, on achève le tamponnement avec les mêmes précautions et en retirant peu à peu le spéculum, à mesure que la cavité vaginale se remplit. On peut à la rigueur, pour cette dernière partie du tamponnement, se servir de tampons non munis de fils.

Après que le vagin aura été rempli d'ouate jusqu'à la vulve, appliquer sur celle-ci trois ou quatre compresses et maintenir le tout avec un bandage en T.

Ainsi pratiqué, le tamponnement du vagin constitue un tout solide, sur lequel les parois vaginales s'appliquent d'une façon exacte. Il doit donc rester sec et s'il s'imbibe de sang, c'est qu'il est insuffisant ou mal appliqué, et on ne doit pas hésiter à le recommencer.

Le tampon doit rester en place au moins douze heures ; mais on peut le laisser davantage, vingt-quatre, trente-six, quarante-huit heures. Dans ce dernier cas, on devra veiller à la miction ; on enlèvera donc quelques tampons d'ouate, les plus superficiels, pour sonder la malade, puis on les remplacera par d'autres,

Pour enlever complètement les tampons, saisir

ensemble tous les fils, et exercer une traction douce et continue, de manière à extraire le tout d'une seule pièce. Au besoin, s'aider d'un doigt introduit dans le vagin.

Au lieu d'employer des tampons isolés, on peut encore se servir de tampons reliés entre eux et disposés en *queue de cerf-volant*.

Les tampons d'ouate ou de gaze sont alors attachés avec le même fil, en les séparant par un intervalle de 15 à 20 centimètres. Cette dernière condition est fréquemment omise et cependant, il est nécessaire que les tampons soient ainsi espacés, pour que leur placement puisse se faire convenablement.

Pour faire le tamponnement *en queue de cerf-volant*, on commence par introduire le premier tampon qui est fixé à l'extrémité du fil, puis, lorsqu'il est en place, on introduit le tampon qui occupe le second rang, puis le troisième et ainsi de suite, jusqu'à ce que l'on ait épuisé la queue de cerf-volant. Or, si les tampons n'étaient pas suffisamment espacés, au moment où l'on place un tampon quelconque, le suivant masquerait le champ visuel et empêcherait de voir ce que l'on fait. L'intervalle de 15 à 20 centimètres permet, au contraire, d'introduire chaque tampon comme s'il était isolé.

L'extraction de la queue de cerf-volant se fait sans difficulté : en tirant sur l'extrémité du fil qu'on a laissé pendre hors de la vulve, on extrait successivement les tampons dans l'ordre inverse de leur introduction.

THROMBUS DE LA VULVE

Bouilly.

PENDANT LA GROSSESSE. — Faire des applications froides et même glacées sur la vulve, pendant que se produit l'hémorrhagie ; les jours suivants, les remplacer par des compresses résolutives.

PENDANT LE TRAVAIL. — Si la poche est rompue et verse le sang a l'extérieur, terminer l'accouchement d'une manière rapide, pour faire cesser l'hémorrhagie, ou faire le tamponnement de la poche plus largement ouverte et vidée de ses caillots.

Dès que la suppuration s'établit, ou si la poche s'est ouverte spontanément à la chute d'une eschare, la collection sera largement ouverte, vidée de son contenu et pansée anticeptiquement.

Charpentier.

PENDANT LA GROSSESSE. — Expectation. N'intervenir que quand le thrombus se rompt spontanément. En cas de rupture, tamponnement.

PENDANT LE TRAVAIL. — Attendre autant qu'on le peut. Terminer promptemenf l'accouchement par le forceps, de préférence à la version et n'inciser que quand on y est obligé.

APRÈS LA DÉLIVRANCE. — Expectation. N'intervenir que quand il y a nécessité. Inciser à la partie déclive de la tumeur. Lavage et pansement antiseptique de la cavité. Traitement général reconstituant et réparateur. Faire au besoin le drainage de la cavité, en un mot se conduire comme vis à vis de toutes les plaies anfractueuses.

TOUX UTÉRINE.

J. Cheron.

Infusion de café noir............	120 gr.
Sirop simple...................	60 gr.
Valérianate de caféine..........	1 gr.

1 cuillerée à bouche, une demi-heure avant chaque repas.

Valérianate de quinine........	1 gr.
Extrait de réglisse.............	Q. S.

pour 20 pilules. Prendre 1 pilule avant chaque repas.

TRANCHÉES UTÉRINES.

Charpentier.

Le laudanum est un des meilleurs moyens à employer, mais quand on donne des lavements laudanisés, il faut les administrer avec une seringue graduée, de façon à se rendre exactement compte de ce que l'on fait. Donner avec la seringue un, deux, trois lavements avec vingt gouttes chaque fois. L'irrigateur est d'un emploi incertain ; il est impossible de savoir la quantité de laudanum qui a été utilement employée.

TRANSFUSION DU SANG

Porak.

Se servir du transfuseur de M. le professeur Dieulafoy. Cet instrument est muni de deux trocarts. On ponctionne la veine du donneur de sang et la veine du receveur de sang. L'opération est certainement délicate, mais elle réussit habituellement. Il est facile de ponctionner la veine du donneur de sang, mais l'opération est moins assurée pour le sujet qui doit le recevoir. D'une façon générale, les veines sont moins apparentes chez la femme, surtout lorsqu'elle a perdu du sang.

On doit poser en règle absolue de ne découvrir la veine qu'après l'insuccès de la ponction. La ponction est, en effet, une opération sans danger; on ne peut pas en dire autant de la dénudation du vaisseau. Il est d'ailleurs toujours temps d'y recourir.

Une autre raison milite en faveur de la ponction, c'est la facilité de pouvoir la refaire plusieurs fois, autant que cela sera nécessaire. Si on a pratiqué la transfusion après avoir mis la basilique à nu, on ne pourra pratiquer une seconde fois l'opération qu'en découvrant la veine du côté opposé, puis toute transfusion ultérieure deviendra difficile, dangereuse ou impossible.

La transfusion du sang ne peut être utile qu'en renouvelant à plusieurs reprises des injections de quantités faibles de sang, 50 gr., 60 gr., 100 grammes au plus.

TUMEURS DE L'UTÈRUS.

Péan.

Quels que soient le siège, la consistance, la nature, les difficultés opératoires des tumeurs utérines, que la tumeur soit kystique, fibromateuse ou cancereuse, intra-utérine ou sous-péritonéale, du moment que leur volume ne dépasse pas la tête du fœtus à terme, c'est à la voie vaginale qu'il faut recourir de préférence, avec incision de l'utérus ou des culs de sac péritonéaux, si cela est nécessaire, pour donner au diagnostic la précision qui manque dans les cas douteux, et pour aborder ces tumeurs toutes les fois que le traitement chirurgical est indiqué.

C'est d'ailleurs toujours à la méthode de morcellement qu'il faut avoir recours.

TUMEURS DES TROMPES ET DES OVAIRES.

Péan.

Les tumeurs des trompes, si elles sont unilatérales, seront attaquées en disséquant le col de l'utérus du côté malade jusqu'aux culs de sac péritonéaux, en pinçant le ligament large par étages successifs.

Arrivé là, on incisera la poche salpingienne entre les deux feuillets du ligament large. L'incision sera large, pour permettre d'évacuer toutle liquide contenu et pour y introduire un tube encanon de fusil, qui assurera le drainage et sera fixé au col de l'utérus par un point de suturemétallique.

Dans les cas douteux, on n'hésitera pas à ouvrir le cul de sac péritonéal, pour aller faire le toucher des organes ligamenteux et reconnaître s'il y a des adhérences et si les deux trompes sont malades.

En cas de bilatéralité des lésions, il vaudra mieux enlever l'utérus et les trompes. — Cela sera plus utile que de se contenter de l'ablation des trompes et d'être forcé de pratiquer plus tard une hystérectomie secondaire. Quelque fois, après l'ouverture d'un kyste des trompes, on pourra en suturer les lèvres à celles de l'incision vaginale.

Les affections diverses des trompes, des ovaires, les tumeurs des ligaments larges, les péritonites pelviennes, les tumeurs végétantes du péritoine pelvien doivent être traitées chirurgicalement par la voie vaginale.

Si les tumeurs sont limitées à l'un ou l'autre de ces organes, on se contentera de l'extirper.

Si, au contraire, elles ont envahi la surface de l'utérus et des annexes, si tout est englobé dans des adhérences multiples, il faudra, sans hésiter, extirper tout l'appareil utéro-ovarien. Cette méthode est la seule qui permette de faire le diagnostic de certaines affections rares, comme les kystes de la paroi antérieure du rectum et ceux du bas fond de la vessie, et de les traiter facilement.

ULCÉRATIONS DU COL DE L'UTÉRUS.

Terrillon

Les ulcérations ne sont qu'un mythe, en dehors bien entendu des ulcérations spécifiques.

Il s'agit toujours, dans ces cas, de *métrites* diverses.

Il n'y a donc qu'à soigner la métrite sans s'occuper de ces ulcérations apparentes, et celles-ci disparaissent quand le reste est guéri. Surtout ne pas abuser des cautérisations.

Marfan.

Glycérolé d'amidon (bien lié)..   60 grammes.
Iodoforme.....................   6   —
Essence de menthe poivrée.....   Q. S.

Imbiber un tampon de coton hydrophile de cette préparation et l'appliquer sur le col malade. Maintenir ce tampon en appliquant ensuite des tampons secs.

Renouveler le pansement toutes les vingt-quatre heures : le faire précéder d'un lavage vaginal.

Les crayons d'iodoforme, introduits dans l'utérus et laissés à demeure, ont aussi d'excellents effets.

J. Cheron.

Chez les *arthritiques*, imbiber un pinceau avec:

    Acide formique pur......   5 gr,
    Alcool à 48º.............. 15 gr,

Frapper perpendiculairement avec le bout du pinceau toute la partie malade des lèvres du col.

Répéter ces attouchements tous les 5 jours.

Si l'épitholioma tend à se réformer trop promptement, employer avec précaution l'acide formique pur.

Chez les *lymphatiques*, badigeonner le canal cervical avec un tampon d'ouate imbibé de perchlorure de fer à 30º. 2 fois par semaine.

Pour éviter les érosions, insuffler après le badigeonnage de la craie préparée.

VAGINISME

Tillaux.

TRAITEMENT MÉDICAL. — Calmants locaux. Bromure de potassium, à la dose de 2 gr. par jour. Dilatation simple.

TRAITEMENT CHIRURGICAL. — En cas d'insuccès, anesthésier la malade. Exciser l'hymen ou les caroncules myrtiformes. Distendre la fourchette avec deux doigts introduits dans le vagin, et, de chaque côté de la ligne médiane, faire une incision oblique vers le raphé. Dilater le vagin avec les doigts, le remplir avec de la gaze iodoformée, qu'on enlève au bout de 3 jours.

Pozzi.

Anti-spasmodiques, bains de son, tous les jours,

hydrothérapie, bromure de potassium. Matin et soir, suppositoire avec :

Chlorhydrate de cocaïne....... 0 gr. 25
Beurre de cacao................ 4 gr.

ou avec :

Extrait de ratanhia............ 2 gr.
Beurre de cacao................ 5 gr.

Prescrire comme pommade :

Iodoforme..................... 2 gr.
Beurre de cacao............... 2 gr.
Vaseline...................... 15 gr.

Introduire une mèche enduite de cette pommade.

VAGINITE

Pozzi.

Prescrire des irrigations d'eau bouillie, additionnée de sublimé à 1/1000. Employer la canule de verre ou le spéculum grillagé.

Après les irrigations, laisser la canule séjourner dans une solution phéniquée à 5/100.

Antisepsie énergique. Faire des injections 2 fois par jour avec solution de sublimé à 1/2000 et introduire un tampon de gaze iodoformée.

Attouchements avec crayon à l'iodoforme.

Balzer.

Le rétinol est un hydrocarbure, extrait de la colophane par la distillation. Il se présente sous forme d'un liquide, qui offre la consistance de l'huile de lin, et dont la couleur est tantôt d'un brun noir, tantôt d'un jaune dorée, selon le mode de préparation.

Le rétinol a une réaction légèrement acide; il s'évapore lentement à la température ordinaire. Comme toutes les substances balsamiques, il doit être considéré comme un agent antiseptique; d'ailleurs, on accroîtra son action thérapeutique à ce point de vue, en l'additionnant d'essences diverses, de salol, de naphtol camphré, etc.....

Introduit dans le vagin, il s'étale à la surface de ce conduit, en le recouvrant d'une mince couche adhérente. Il suffit pour cela d'introduire à l'aide d'un spéculum, après lavage de la muqueuse, un tampon d'ouate hydrophile imbibé de rétinol. Ce mode de traitement, donne toujours une guérison prompte. Particulièrement remarquables ont été les résultats obtenus pour s'opposer, à l'aide de ce topique, à la récidive des végétations après abrasion sanglante.

Pour permettre aux malades de poursuirvre seules le traitement de la vaginite par le rétinol, sans le secours du spéculum, faire préparer ce médicament sous la forme d'ovules solidifiés.

J'ai essayé d'un mélange de rétinol et de colophane à saturation; mais cette préparation présente l'inconvénient de former au niveau des organes génitaux externes un magma agglutinatif très cohérent.

Au rétinol et à la colohpane, j'ai ajouté de la poudre de tan; ici j'ai rencontré les inconvénients inhérents aux poudres insolubles; la difficulté très grande de déterger les culs de sac et les replis de la muqueuse à l'aide de lavages.

A la poudre de tan, j'ai substitué le borax; dans ces conditions, l'ovule présente une fusibilité parfaite; toutefois, ce mélange est d'un contact douloureux, lorsqu'il existe des ulcérations de la muqueuse, et ne peut-être supporté dans certaines vaginites aigues très intenses.

Schwartz.

Laver le vagin, le tamponner avec un tampon d'ouate hydrophile, imbibée d'acide borique. Laisser en place pendant 24 heures.

Bouilly.

VAGINITE AIGUE. — Grands bains prolongés, injections chaudes d'eau de pavot ou de graines de lin, additionnées d'acide borique en solutions à 4 p. 100 et répétées toutes les 5 ou 6 heures.

Contre les symptômes douloureux, opium à l'intérieur ou addition de quelques gouttes de laudanum dans le liquide des injections.

Après la chute de la période aiguë, recourir aux injections astringentes ou parasiticides : le permanganate de potasse, l'acide phénique, l'hydrate de chloral, l'acide borique, le sublimé, le tannin, le sulfate de zinc, en injections répétées trois fois par jour.

Faire des attouchements de la muqueuse avec une solution de nitrate d'argent au 1/30e et les renouveler tous les 3 ou 4 jours ; faire des insufflations de poudre d'iodoforme ; introduire des suppositoires vaginaux iodoformés ou des tampons imbibés de glycérine et de tannin ou contenant de l'alun en poudre ou des sachets de mousseline contenant de la cellulose au sublimé.

VAGINITE CHRONIQUE. — Le traitement ne diffère pas du traitement de la période non inflammatoire de la vaginite aiguë :

Il devra souvent être combiné avec le traitement général reconstituant, les malades étant en général anémiques ou étant devenus anémiques du fait de l'affection.

Terrillon.

Introduire dans le vagin une pâte composée de:

Tannin...................., 50 gr.
Vasseline..................
Amidon .... { àà 150 gr.

Dujardin-Beaumetz.

Introduire dans le vagin un tampon d'ouate imbibé du mélange suivant:

Eau de chaux.................. 2 parties.
Baume de Gurjun............. 1 partie.

et le laisser 24 heures en place.
Faire des injections avec :

Nº 1 Chloral....................... 20 gr.
    Eau............................ 200 gr.
Nº 2 Permanganate de potasse...... 0 gr. 15
    Eau distillée.................. 500 gr.
Nº 3 Resorcine.................... 15 gr.
    Eau .... 1500 gr.
Nº 4 Sulfate de cuivre....... .... 25 gr.
    Eau............................ 1 litre.
N 5 Teinture d'iode............ 20 à 40 gr.
    Iodure de potassium.......... Q. S.
    Eau distillée................. 1000 gr.
Nº 6 Acide salicylique............ 1 gr.
    Alcool à 90................... 10 gr.
    Eau distillée................. 100 gr.
Nº 7 Sulfate de fer.............. 10 gr.
    Eau............................ 500 gr.

Une cuillerée à bouche dans un litre d'eau froide, pour chaque injection.

J. Cheron.

Appliquer, tous les jours, des tampons d'ouate hydrophile, imbibée avec l'émulsion suivante :

    Dermatol...................... 20 gr.
    Glycérine neutre............... 200 gr.

VARICES DANS LA GROSSESSE

Tarnier.

PENDANT LA GROSSESSE. — Éviter les traumatismes de la région vaginale ; défendre les rapports sexuels.

En cas de gêne ou de pesanteur, repos au lit ou compression douce avec un bandage en T.

S'il survient une hémorrhagie, faire la compression locale sur l'ouverture de la veine, et la prolonger suffisamment. Préférer la compression avec le doigt au tamponnement vaginal.

PENDANT LE TRAVAIL. — Laisser la femme couchée, lui recommander de ne pas faire d'efforts.

S'il survient une hémorrhagie qu'on ne puisse arrêter, employer des pinces à forcipressure ou faire le tamponnement.

Une fois l'orifice dilaté, si l'hémorrhagie survient ou continue, terminer l'accouchement le plus rapidement possible.

APRÈS L'ACCOUCHEMENT. — Faire la compression locale.

VÉGÉTATIONS VULVO-VAGINALES DE LA GROSSESSE

Tarnier.

C'est une maladie bénigne ; elle ne complique pas l'expulsion fœtale ; au moment de la dilatation de la vulve et du périnée, les végétations sont repoussées sur les parties latérales ; c'est à tort que les chirurgiens ont cru devoir les exciser avant l'accouchement, crainte de complications lors du passage de l'enfant.

Quel est le traitement qu'il convient de leur appliquer ? On a proposé : 1º l'expectation pure et simple ; 2º les applications topiques ; 3º la cautérisation ; 4º l'ablation.

1º EXPECTATION. — Souvent, en effet, la guérison se produit spontanément ; mais cette guérison n'est pas constante. En outre, au cours de la grossesse, il peut être utile de réprimer une prolifération trop exubérante de la tumeur. C'est alors aux topiques qu'il faut avoir recours.

2º TOPIQUES. — On les a tous employés ; les principaux méritant confiance sont l'alun en poudre qui diminue les vascularisations et dessèche les lobules ; on a conseillé dans le même but le sublimé ou le sulfate de zinc.

De mon côté, j'ai essayé, pour tarir la sécrétion fétide, à peu près toutes les poudres utilisées dans les circonstances desséchantes ; j'ai donné la préférence au badigeonnage de la tumeur à l'aide d'une solution aqueuse concentrée de tannin à consistance sirupeuse. J'obtenais ainsi de meilleurs résultats, quant à la suppression de la mauvaise odeur et à la diminution des végétations.

3º CAUSTIQUES. — Le traitement précédent n'est guère que palliatif ; on a essayé de guérir radicalement en attaquant le mal par des caustiques. Le nitrate d'argent n'exerce aucune action utile ; le nitrate acide de mercure est plus énergique, mais il est d'un maniement difficile ; si on en laisse tomber une goutte dans le vagin, on peut créer une perforation ; d'autre part, on rencontre parfois des susceptibilités telles à l'égard des sels de mercure, qu'on a vu des femmes présenter de la salivation mercurielle après une seule cautérisation.

On s'est servi également de beurre d'antimoine, de chlorure de zinc et d'acide chromique. Tous ont des inconvénients.

L'acide acétique agit assez bien sur les petites végétations ; il suffit d'en déposer une goutte autour du pédicule, au moyen d'une allumette taillée en pointe. C'est un moyen lent, mais assez fidèle.

En dernier lieu, on peut cautériser à l'aide du fer rouge ou du thermo-cautère, mais je ne suis pas partisan de cette manière de faire ; dans le cas où je juge nécessaire de faire disparaître la tumeur, je préfère m'adresser franchement au traitement chirurgical.

4° TRAITEMENT CHIRURGICAL. — Il consiste dans l'ablation. C'est une question très discutable de savoir s'il faut ou non intervenir opératoirement. Quelques chirurgiens pensent rendre un grand service aux femmes en excisant le plus tôt possible des végétations qui les tourmentent ; inversement, d'autres chirurgiens jugent inutile d'opérer une tumeur, puisque, d'une part, avec un peu de patience, on l'eut probablement vu guérir spontanément et qu'on a toute chance de la voir repulluler après l'ablation, — d'autant plus que ces végétations sont très vasculaires, et qu'en les enlevant, ou s'expose à des hémorrhagies inquiétantes, — et que, d'autre part, on court le risque, par le traumatisme opératoire portant sur la zone génitale, de provoquer une interruption prématurée de la grossesse.

Pour ma part, j'aime mieux attendre. Il me répugne d'opérer pendant la grossesse; après l'accouchement, si la rétrocession ne s'est pas produite spontanément, alors je me décide, mais non sans avoir encore laissé passer quelques semaines, pour ne pas créer une plaie opératoire au voisinage de la plaie utérine.

Une fois l'opération décidée, on peut faire la ligature, écraser avec l'instrument de Chassaignac, ou simplement exciser à l'aide du bistouri et des ciseaux. Dans ce dernier cas, le sang peut couler en abondance et l'on ne viendrait pas toujours à bout de l'hémorragie, à moins de cautériser au thermocautère les petits vaisseaux béants.

Lucas Championnière

Prescrire l'acide phénique

Arm. Desprès

Toucher les végétations au chlorure de zinc.
En cas d'insuccès, faire l'ablation.

Léon Le Fort.

Pratiquer le grattage, le *crepage des végétations*
En raclant ainsi les surfaces végétantes, on déracine les végétations avec une perte de sang minime.

Seulement, l'opération est douloureuse et nécessite la chloroformisation ; la cocaïne ne suffit pas. D'un autre côté, il est indispensable que la région sur laquelle on gratte soit parfaitement tendue, et cette tension n'est pas toujours commode à réaliser au pourtour de l'anus, à moins de déprimer fortement à l'aide du doigt la paroi postérieure du vagin, comme dans le procédé de retournement.

Pour gratter, on prend soit une branche de ciseau,

soit une curette de Volkmann, soit une rugine courbe.
On ne doit s'arrêter que lorsque tout est enlevé et
qu'il ne reste aucune trace, quelque minime qu'elle
soit, de végétation, ce qui est ordinairement assez
long et demande parfois quinze ou vingt minutes
d'intervention.

Si, par hasard, un peu de suintement de sang
survient à la suite de l'opération, l'arrêter, en
saupoudrant avec la poudre d'iodoforme.

VERSION.

Pinard.

Elle est *contre-indiquée* dans les cas suivants :

1º *Non dilatation de l'orifice.* — La contre-indication est souvent temporaire, quelquefois définitive, par exemple dans les cas de cancer ou de
fibrome.

2º *Engagement trop prononcé de la partie fœtale.* — La contre-indication est absolue.

3º *Rétraction tétanique de l'utérus.* —La contre-
indication est absolue.

4º *Rétrécissements extrêmes du bassin.* — Elle
est contre indiquée dans les bassins qui mesurent
moins de 70 millimètres, si l'enfant est *vivant.*

Elle est indiquée dans les rétrécissements extrêmes du bassin, toutes les fois que l'introduction
de la main sera possible, si l'enfant est *mort.*

Mais elle est impossible dans les bassins qui
mesurent moins de 50 millimètres.

VERSION CÉPHALIQUE.

Maygrier.

L'engagement de l'extrémité pelvienne dans l'excavation, chez les primipares, n'est pas une contre-indication absolue à la version céphalique dite *par manœuvres externes* :

La fixité de la région engagée peut ne pas être définitive, il y a lieu d'administrer du chloroforme jusqu'à anesthésie complète, après évacuation de l'intestin et de la vessie ;

L'insensibilité et la résolution musculaire ainsi obtenues, il se produit un notable relâchement des muscles de la paroi abdominale, et l'introduction de la main tout entière devient possible.

La rétropulsion de la région engagée devient alors relativememt facile ;

On ne rompt pas les membranes, on ne décolle pas le placenta, on n'avance pas la date de l'accouchement en procédant ainsi.

Il n'est pas nécessaire que l'œuf contienne une grande quantité de liquide amniotique pour que la manœuvre soit exécutable

Les indications de la version céphalique par manœuvres externes, chez les primipares, dans les présentations de l'extrémité pelvienne pendant la grossesse, loin de devoir être restreintes, doivent être étendues, même aux cas où il y a engagement de cette extrémité.

Le chloroforme, administré jusqu'à anesthésie complète, rendra les plus grands services, chez les primipares surtout, même lorsque la région fœtale qu'il faut déplacer ne sera pas dégagée, en faisant cesser la tension et la résistance des parois abdominales.

VOMISSEMENTS INCOERCIBLES DE LA GROSSESSE

Charpentier.

TRAITEMENT MÉDICAL. — Respecter les caprices

alimentaires de la malade.

Administrer des révulsifs locaux et des alcalins. Faire des injections sous-cutanées de morphine. Porter sur le col de l'extrait de Belladone et le maintenir par un tampon d'ouate. Donner de la glace à l'intérieur. Faire des pulvérisations d'éther sur la colonne vertébrale. Électricité.

Traitement chirurgical. — Cautérisation du col utérin.

Traitement obstétrical. — Si on échoue, que la mère soit en danger et que l'enfant soit viable, avortement provoqué.

Pinard

Inhalations d'oxygène, pendant 3 jours (10, 12 et 15 litres).

Peter.

Injecter en solution 5 milligrammes de morphine ;

Prescrire, avant les repas, un des cachets suivants :

Bicarbonate de soude............	}	ãã 20 c.
Poudre de pepsine....	}	
Poudre de noix vomique... ...	2 —	
— d'opium brut.....	1 —	

Si cela ne suffit pas, donner le bicarbonate de soude à haute dose, par cuillerée à café, immédiatement avant les repas ; ce qui est pratiquement plus commode que de le donner une heure après.

Constantin Paul.

Aliments froids, vin coupé avec de l'eau de Vals. Manger dans la position couchée.

Après le repas, thé ou café bien chauds avec kirsch.

H. Huchard.

Teinture d'iode.................... } àà 5 grammes.
Chloroforme ....

M. s. a. — Cinq gouttes, matin et soir, au moment du repas, dans un peu d'eau.

Guéniot

Recourir à un traitement qui s'adresse aux trois sources de la maladie ; l'utérus, source d'excitations pour les autres organes ; le système nerveux, organe de transmission de ces excitations; l'estomac, siège et agent des principaux symptomes.

De là, trois indications à réaliser:

1° Apaiser l'excitation morbide ou anormale de l'utérus, en remédiant aux états pathologiques qui les produisent. A cet effet, la belladone, la cocaïne, la morphine, des injections vaginales ou des topiques appropriés, le pessaire Gariel, la surélévation du siège avec décubitus en déclivité du tronc, les cautérisations et même la dilatation artificielle du col peuvent être appliquées suivant les cas;

2o Diminuer l'activité ou supprimer l'exagération des transmissions réflexes, soit par le chloral bromuré, soit par la réfrigération de la région spinale, soit par les influences morales, etc. ;

3o Enfin, combattre l'intolérance de l'estomac, en traitant les affections dont il est le siège et en calmant son éréthisme, à l'aide des moyens suivants: diète presque absolue; suppression de toute boisson acide, du vin, du jus d'orange ou de raisin, etc.; donner de l'eau de Vals ou de Vichy et de la glace en quantité des plus minimes; vésicatoires volants ou morphinés, sur le creux épigastrique; pulvérisation de l'éther sur cette même région; parfois, quelques laxatifs, pour régulariser les fonctions de l'intestin.

Épargner à l'estomac tout travail qui ne serait pas nécessaire; c'est donc la voie intestinale que l'on devra surtout utiliser, et accessoirement la voie hypodermique ou le pouvoir absorbant de la peau.

Dujardin-Beaumetz.

Prescrire :

      N° 1. Élixir opiacé............   30 gouttes.
            Bromure de potassium...   1 gr. 8
            Eau....'................   60 gr.

En lavement.

      N° 2. Oxalate de cerium.......   6 centigr.

A prendre trois fois par jour.

      N° 3. Chlorhydrate de cocaïne .   42 centigr.
            Eau distillée.............   300 grammes.

A prendre, toutes les heures, une ou deux cuille-rées à bouche.

Pour éviter le vertige, la malade doit rester coucher sur le dos.

      N° 4. Extrait fluide de viburnum.   8 gr. 75.

En plusieurs fois, dans les vingt-quatre heures.

VULVITE.

Bouilly.

VULVITE SIMPLE. — Grands bains, lotions répétées avec une solution d'acide borique à 4 pour

100 ; interposer entre les parties un tampon imbibé de glycérine ou de vaseline phéniquée ou boriquée ; toucher les surfaces malades avec une solution de :

> Nitrate d'argent.....   50 centigrammes.
> Eau...................   50 grammes

Prescrire les toniques et les antiscrofuleux, surtout chez les enfants.

Vulvite aphteuse. — Appliquer tous les jours la poudre d'iodoforme sur les surfaces ulcérées et les isoler par un bourdonnet de charpie.

Vulvite folliculaire. — Toucher les ulcérations avec le crayon de nitrate d'argent, la pointe du thermo-cautère, la solution de chlorure de zinc a 5 pour 100 ou saupoudrer d'iodoforme.

VULVO-VAGINITE DES PETITES FILLES.

J. Comby.

Traitement variable suivant les cas, mais toujours antiseptique.

S'il s'agit d'une vulvite simple, lotions avec décoction de feuilles de noyer, suivies d'une pulvérisation de salol entre les lèvres avec application d'ouate hydrophyle ; en même temps, bains sulfureux (3 par semaine).

S'il y a vulvo-vaginite, faire pénétrer les topiques dans le vagin ; donner la préférence à de petits crayons ou bougies de 2 à 3 millimètres de diamètre, contenant 10 centigr. de salol par gramme de beurre de cacao.

TABLE DES MATIÈRES

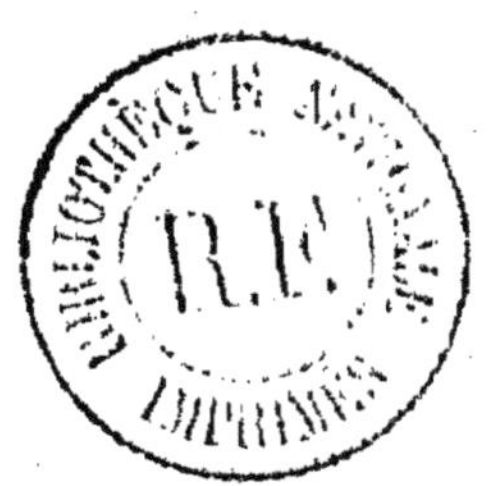

Berger (Paul).

Hernie inguinale de la femme...................... 116
Purgatifs après la laparatomie...................... 183

Besnier.

Chloasma.. 39
Gale chez les femmes enceintes.................... 98
Leucoplasie vaginale.............................. 138
Syphilis et grossesse............................. 228
Taches de la grossesse............................ 39

Blocq.

Hystérie.. 121

Boissard.

Bassin.. 28
Enfoncements et fractures du crâne................ 78

Bonnaire.

Bassins rachitiques............................... 29
Crevasses du sein................................. 51
Inhalations d'oxygène chez les nouveau-nés........ 123

Bouchard.

Septicémie puerpérale............................. 212

Bouilly.

Bucquoy.

Budin.

Champetier de Ribes.

Championnière (Lucas.)

Chaput.

Charcot.

Charpentier.

Chéron. (J.)

Comby.

Desprès (Armand)

Doléris

Dujardin-Beaumetz

Polaillon.

Porak.

Potain.

Pozzi.

Quénu.

Reclus.

Rendu.

Ribemont.

Richelot.

Routier.

Schwartz.

Sée (Germain).

Segond (Paul).

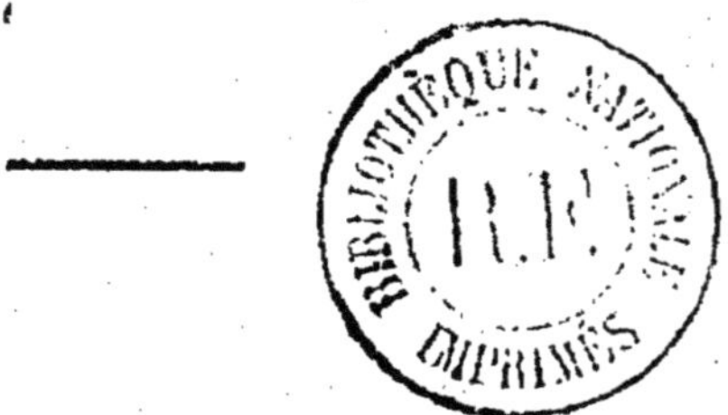